W0264313

Veröffentlichungen aus dem Gebiete des Militär-Sanitätswesens.

Herausgegeben von der Medizinal-Abteilung des Kgl. Preussischen Kriegsministeriums.

1. Heft. Historische Untersuchungen über das Einheilen und Wandern von Gewehrkugeln. Von Stabsarzt Dr. A. Köhler. 1892. 80 Pf.

2. Heft. Ueber die kriegschirurgische Bedeutung der neuen Geschosse. Von Geh. Ober-Med.-Rat Prof. Dr. von Bardeleben. 1892. 60 Pf.

3. Heft. Ueber Feldflaschen und Kochgeschirre aus Aluminium. Bearbeitet von Stabsarzt Dr. Plagge und Chemiker G. Lebbin. 1893. 2 M. 40 Pf.

4. Heft. Epidemische Erkrankungen an akutem Exanthem mit typhösem Charakter in der Garnison Cosel. Von Oberstabsarzt Dr. Schulte. 1893. 80 Pf.

5. Heft. Die Methoden der Fleischkonservierung. Von Stabsarzt Dr. Plagge und Dr. Trapp. 1893. 3 M.

6. Heft. Ueber Verbrennung des Mundes, Schlundes, der Speiseröhre und des Magens. Behandlung der Verbrennung und ihrer Folgezustände. Von Stabsarzt Dr. Thiele. 1893. 1 M. 60 Pf.

7. Heft. Das Sanitätswesen auf der Weltausstellung zu Chicago. Bearbeitet von Generalarzt Dr. C. Grossheim. Mit 92 Textfiguren. 1893. 4 M. 80 Pf.

8. Heft. Die Choleraerkrankungen in der Armee 1892 bis 1893 und die gegen die Cholera in der Armee getroffenen Massnahmen. Bearbeitet von Stabsarzt Dr. Schumburg. Mit 2 Textfiguren und 1 Karte. 1894. 2 M.

9. Heft. Untersuchungen über Wasserfilter. Von Oberstabsarzt Dr. Plagge. Mit 37 Textfiguren. 1895. 5 M.

10. Heft. Versuche zur Feststellung der Verwertbarkeit Röntgenscher Strahlen für medizinisch-chirurgische Zwecke. Mit 23 Textfiguren. 1896. 6 M.

11. Heft. Ueber die sogenannten Gehverbände unter besonderer Berücksichtigung ihrer etwaigen Verwendung im Kriege. Von Stabsarzt Dr. Coste. Mit 13 Textfiguren. 1897. 2 M.

12. Heft. Untersuchungen über das Soldatenbrot. Von Oberstabsarzt Dr. Plagge und Chemiker Dr. Lebbin. 1897. 12 M.

13. Heft. Die preussischen und deutschen Kriegschirurgen und Feldärzte des 17. und 18. Jahrhunderts in Zeit- und Lebensbildern. Von Oberstabsarzt Prof. Dr. A. Köhler. Mit Porträts und Textfiguren. 1898. 12 M.

14. Heft. Die Lungentuberkulose in der Armee. Bearbeitet in der Medizinal-Abteilung des Königl. Preuss. Kriegsministeriums. Mit 2 Tafeln. 1899. 4 M.

15. Heft. Beiträge zur Frage der Trinkwasserversorgung. Von Oberstabsarzt Dr. Plagge und Oberstabsarzt Dr. Schumburg. Mit 1 Tafel und Textfiguren. 1900. 3 M.

16. Heft. Ueber die subkutanen Verletzungen der Muskeln. Von Dr. Knaak. 1900. 3 M.

17. Heft. Entstehung, Verhütung und Bekämpfung des Typhus bei den im Felde stehenden Armeen. Bearbeitet in der Medizinal-Abteilung des Königl. Preuss. Kriegsministeriums. Zweite Auflage: Mit 1 Tafel. 1901. 3 M.

18. Heft. Kriegschirurgen und Feldärzte der ersten Hälfte des 19. Jahrhunderts (1795—1848). Von Stabsarzt Dr. Bock und Stabsarzt Dr. Hasenknopf. Mit einer Einleitung von Oberstabsarzt Prof. Dr. Albert Köhler. 1901. 14 M.

19. Heft. Ueber penetrierende Brustwunden und deren Behandlung. Von Stabsarzt Dr. Momburg. 1902. 2 M. 40 Pf.

20. Heft. Beobachtungen und Untersuchungen über die Ruhr (Dysenterie). Die Ruhrepidemie auf dem Truppenübungsplatz Döberitz im Jahre 1901 und die Ruhr im Ostasiatischen Expeditionskorps. Zusammengestellt in der Medizinal-Abteilung des Königl. Preuss. Kriegsministeriums. Mit zahlr. Textfiguren und 8 Tafeln. 1902. 10 M.

21. Heft. Die Bekämpfung des Typhus. Von Geh. Med.-Rat Prof. Dr. Robert Koch. 1903. 50 Pf.

22. Heft. Ueber Erkennung und Beurteilung von Herzkrankheiten. Vortrag aus der Sitzung des Wissenschaftl. Senats bei der Kaiser Wilhelms-Akademie für das militärärztliche Bildungswesen am 31. März 1903. 1903. 1 M. 20 Pf.

23. Heft. Kleinere Mitteilungen über Schussverletzungen. Aus den Verhandlungen des Wissenschaftlichen Senats der Kaiser Wilhelms-Akademie für das militärärztliche Bildungswesen vom 3. Juni 1903. 1903. 2 M.

Veröffentlichungen

aus dem Gebiete des

Militär-Sanitätswesens.

Herausgegeben

vom

Sanitäts-Departement

des

Königlich Preussischen Kriegsministeriums.

Heft 67.

Eine mediko-mechanische Abteilung,
von Leichtverwundeten kostenlos hergestellt.

Von

Dr. R. Burmeister,
Marine-Stabsarzt.

Mit einem Gesamtbild und 30 Abbildungen im Text.

Springer-Verlag Berlin Heidelberg GmbH 1918

Eine

mediko-mechanische Abteilung,

von Leichtverwundeten kostenlos hergestellt.

Von

Dr. R. Burmeister,
Marine-Stabsarzt.

Mit einem Gesamtbild und 30 Abbildungen im Text.

Springer-Verlag Berlin Heidelberg GmbH 1918

ISBN 978-3-662-34911-3   ISBN 978-3-662-35245-8 (eBook)
DOI 10.1007/978-3-662-35245-8

Vorwort.

Als ich das mir unterstellte Lazarett übernahm, waren keinerlei
mediko-mechanische Kurmittel vorhanden. Die Verwundeten mußten
zur ambulanten orthopädischen Nachbehandlung in ein etwa 35 Mi-
nuten entferntes Lazarett geschickt werden. Das war ein Verfahren,
welches mir aus den mannigfachsten Gründen nicht empfehlenswert
erschien. In den 9 Monaten, welche ich bisher mein Lazarett leite,
waren im Durchschnitt stets mindestens 50—60 Mann vorhanden, die
mediko-mechanischer Behandlung bedurften.

Ich hielt es:

1. behufs Aufrechterhaltung der Manneszucht nicht für empfehlenswert, eine solche Anzahl 1—2 mal täglich den langen Weg von
   einem Lazarett zum anderen hin und zurück machen zu lassen;
2. für das Wohl der Kranken für wünschenswert, die ortho-
   pädische Behandlung so früh als nur möglich einsetzen zu
   lassen, also zu einer Zeit, in welcher ein weiter Weg für die
   meisten zu anstrengend und beschwerlich, für viele, wie z. B.
   die an den unteren Gliedmaßen verletzten, unmöglich war;
3. behufs Erreichung eines guten Erfolges für nötig, die ortho-
   pädische Nachbehandlung so tatkräftig wie möglich durchzu-
   führen. Also in der Regel 2 mal täglich üben. Dazu als
   unterstützende Maßnahmen Heizen, Knetkur, Elektrizität usw.

Aus diesen und mancherlei anderen Gründen entschloß ich mich,
selbst eine mediko-mechanische Abteilung einzurichten. Zunächst
wurde mit Behelfsvorrichtungen begonnen, wie solche von den verschiedensten Seiten gerade für Kriegsverwundete beschrieben und
empfohlen wurden. Aber bald stellte sich das Bedürfnis heraus,
vollkommenere Geräte zu bauen, teils um weniger von dem guten Willen
des Kranken abhängig zu sein, wie das bei den meisten Behelfsvorrichtungen mehr oder weniger der Fall ist, teils um die Übungen
den Bedürfnissen jedes einzelnen Falles besser anpassen zu können.
So entstand eine Sammlung von Übungsgeräten, die, obwohl mit den
einfachsten Hilfsmitteln hergestellt und überall leicht herstellbar,

dennoch zum großen Teil nicht mehr das Gepräge der Behelfsvorrichtungen tragen und daher auch mehr leisten als jene.

Wenn ich im Folgenden die Zeichnungen der hauptsächlichsten meiner Geräte gebe und dieselben zur Nachahmung in anderen Lazaretten empfehle, so liegt es mir völlig fern, damit etwas Neues bringen zu wollen. Im Gegenteil: es sind mit wenigen Ausnahmen alte Bekannte, welche die Fachgenossen finden werden, mehr oder weniger gelungene Nachahmungen bekannter Vorbilder. Der einzige Zweck, den ich verfolge, ist der, demjenigen, der Sinn für die Sache hat und der wie ich sich in der Lage befindet, für seine Kranken

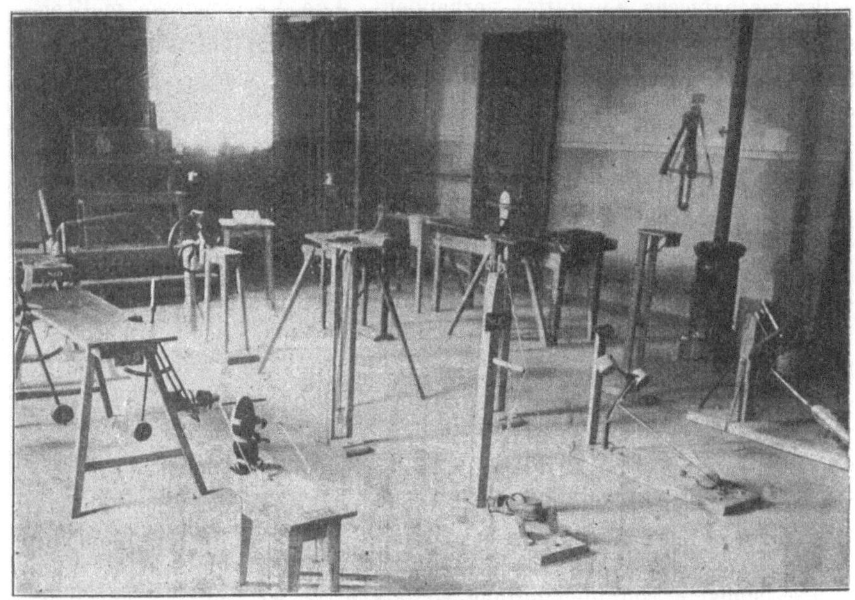

Gesamtbild.

ohne irgend welche verfügbaren Barmittel brauchbare Geräte beschaffen zu müssen, eine Zeichnung an die Hand zu geben, nach welcher jeder einigermaßen geschickte Handwerker arbeiten kann. Ein brauchbarer Entwurf ist nach meiner Erfahrung nämlich die Hauptsache. Ist der einmal vorhanden, so ist die Hauptschwierigkeit überwunden: Unnütze Versuche, Zeit- und Stoffvergeudung werden vermieden. Ist eine Zeichnung vorhanden, nach der gearbeitet werden kann, so braucht man nur einen tüchtigen Schlosser und einen Tischler.

Als Stoff für die Gerüste oder Gestelle habe ich Eichenholz benutzt. Die Eisenteile wurden aus dem gebräuchlichen Stabeisen geschmiedet. Gewichte wurden aus Blei gegossen oder aus alten

Konservenbüchsen hergestellt, die mit irgend einer schweren Masse, wie Sand, Ton, Eisenabfällen usw. gefüllt und dann verlötet wurden. Nimmt man dazu noch eine Auswahl Schrauben, Nägel, Bolzen, Draht, einige Rollen, Schnüre, so hat man alles, was man braucht.

In Gebrauch sind auf meiner Abteilung zur Zeit 30 Geräte, nämlich die folgenden:

1. Für obere Gliedmaßen.

Für Finger
- Nr. 3 ⎫
- „ 26 ⎬ Beugen
- „ 27 ⎪
- „ 28 ⎭
- „ 8 und 8a ⎫ Pendel
- „ 9 ⎭
- „ 29 Strecken
- „ 24 Spreizen
- „ 25 Spreizen

Hand
- Nr. 6 Handpendel
- „ 15 Handrollen

Arm
- Nr. 2 Pronations-Supinationspendel
- „ 23 Beugen/Strecken

Schulter
- Nr. 4 Schulterrollen
- „ 5 Schulterheben/senken
- „ 22 Schulterpendel

Nr. 1e Greifen { für Finger und Hand

Nr. 14 Ellenbogen-Schulterpendel ⎫
„ 1d Ziehen ⎬ für Arm und Schulter
„ 7 Ergostat ⎭

2. Für untere Gliedmaßen.

Für Fuß
- Nr. 10 Fußbeugen/strecken
- „ 12 Fußrollen
- „ 12a Fußrollen
- „ 17 Fußbeugen

Knie
- Nr. 11 Kniependel
- „ 21 Kniestrecken

Hüfte
- Nr. 14 Hüftrollen

Nr. 1a—c Treten ⎫ für ganzes Bein
„ 16 Fahrrad ⎭

3. Hilfsgeräte.

- Nr. 13 Rumpfstützapparat
- „ 18 Heißluftdusche
- „ 19 Handheizen
- „ 20 Fußheizen
- „ 30 Rudergerät.

Im Folgenden gebe ich von jedem Gerät eine Zeichnung, aus welcher die Zusammensetzung ohne weiteres zu ersehen ist und nach welcher unmittelbar unter Abnahme der Maße gearbeitet werden kann.

Ferner ist eine Angabe der zu jedem Gerät nötigen Stoffe beigefügt. Zu den meisten Geräten ist ein Lichtbild beigegeben, welches den Gebrauch veranschaulicht.

Endlich ist zu einigen Geräten, die nicht Nachahmungen altbekannter Muster darstellen, eine etwas ausführlichere Beschreibung gegeben.

Zur Bezifferung der Geräte ist zu bemerken, daß dieselbe rein willkürlich ist. Die Geräte wurden in der Reihenfolge, in welcher sie entstanden, mit laufenden Ziffern versehen, um die Ordination zu erleichtern. Eine planmäßige Änderung erschien für unsere Zwecke nicht notwendig.

Dr. R. Burmeister,
Marine-Stabsarzt.

Inhaltsübersicht.

Nr. 1.

Treten, Ziehen, Greifen.

An einem Galgen, der zwecks Stoffersparnis in einer Ecke aufgestellt ist, sind angebracht:

3 Tretbretter *(A, B, C)*, 1 Zuggerät *(D)*, 1 Greifgerät *(E)*. Das Tretbrett *(A, B, C)* dient für aktive Bewegungen des Beines: Hüft-, Knie- und Fußgelenk. Es besteht aus einer Wippe, deren eines Ende am Fußboden mittelst einer in einem Lagerbock ruhenden Querwelle befestigt ist, deren anderes Ende mittelst eines über eine Rolle laufenden und mit einem Gegengewicht versehenen Seiles in beliebig hohe Ruhestellung eingestellt werden kann. Regelung der Bewegungsgrenzen durch Verlängern bzw. Verkürzen des Seiles, wodurch das bewegliche Ende des Tretbrettes mehr oder weniger gehoben wird, oder durch Auftreten näher oder ferner vom freien Ende.

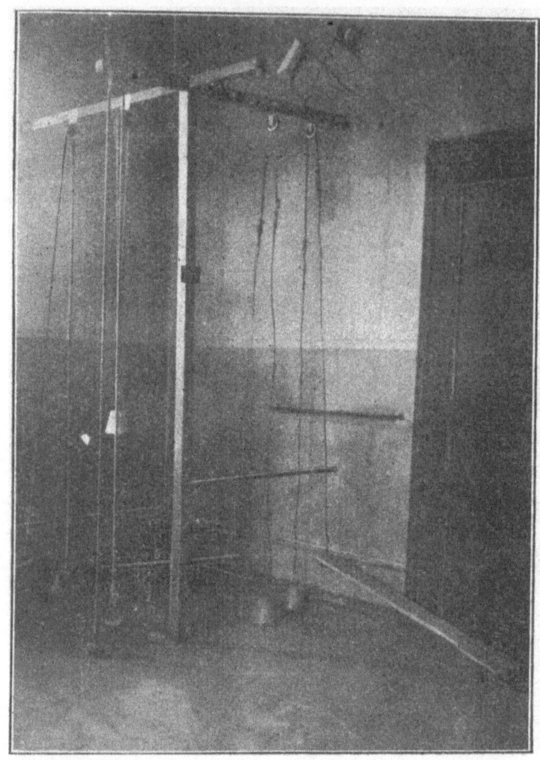

Nr. 1.

Regelung des zu überwindenden Widerstandes durch Veränderung des Gegengewichtes.

Das Zuggerät *(D)* dient vor allem zum Beweglichmachen des Schultergelenkes, dann aber auch für aktive Übungen von Hand- und Ellenbogengelenk. Er besteht aus einem über eine Rolle laufenden Seil, dessen eines Ende einen steigbügelförmigen Handgriff, das andere ein Gegengewicht trägt. Regelung der Bewegungsgrenze durch Verlängern oder Verkürzen des Seiles. Regelung des Widerstandes durch Veränderung des Gewichtes.

Das Greifgerät *(E)* dient der aktiven Fingerbeugung: Faustschluß. Es besteht aus einem über eine Rolle laufenden Seil, dessen freie Enden je ein Gewicht tragen. Regelung des Widerstandes durch Veränderung der Gewichte.

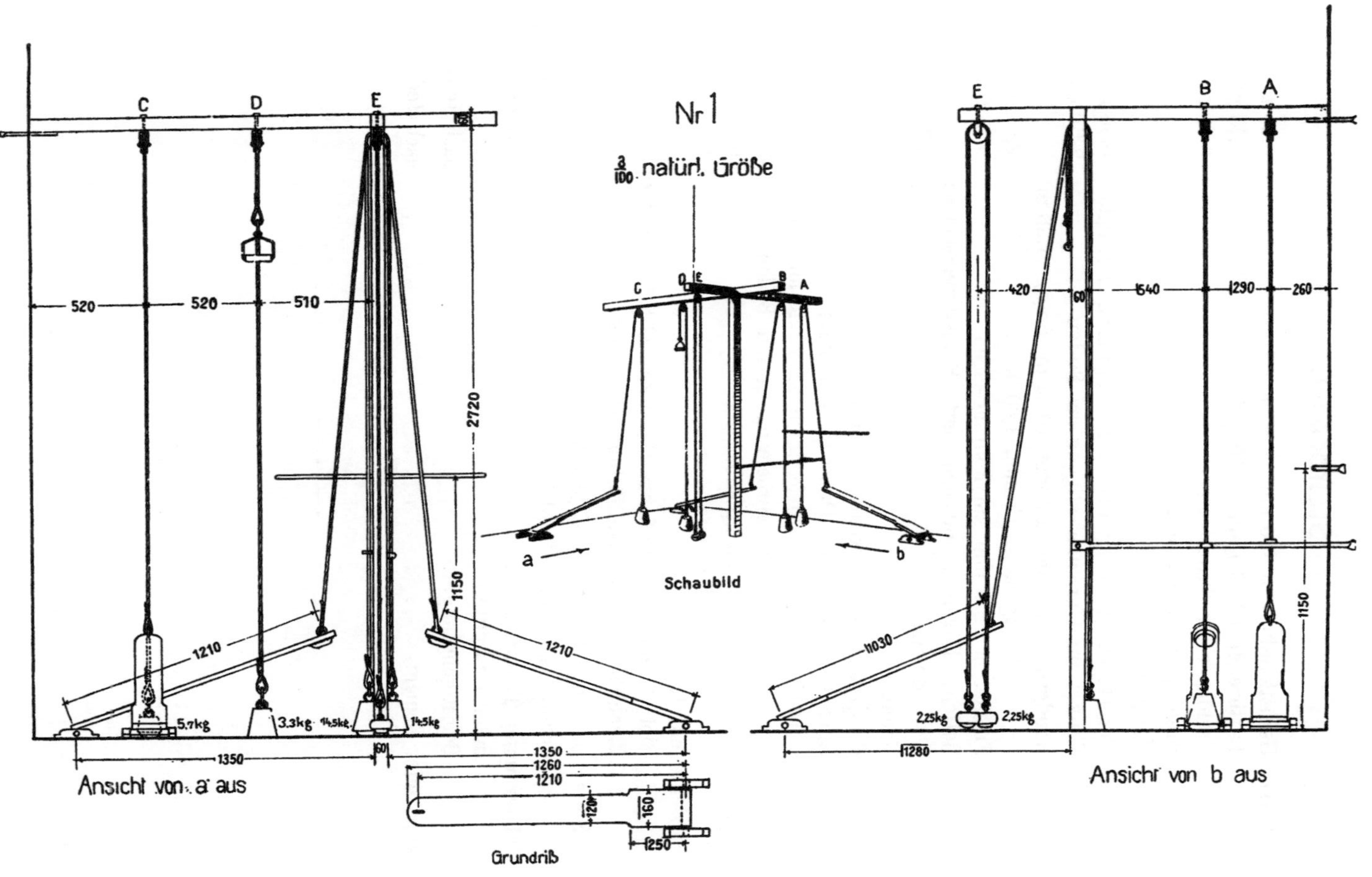
Nr 1
3/100 natürl. Größe
C
D
E
520
520
510
2720
1150
1210
1210
5,7 kg
3,3 kg
4,5 kg
4,5 kg
1350
60
Ansicht von a aus
C
D
E
B
A
Schaubild
a
b
E
B
A
420
60
540
1290
260
1030
1150
2,25 kg
2,25 kg
1280
Ansicht von b aus
1350
1260
1210
120
160
1250
Grundriß

Stoffbedarf.

Holz: Gerüstkantholz 60/60 mm, 2,80 + 2,10 + 1,35 . . 6,25 m
Trittbretter 160/15 mm, 1,10 + 2 × 1,30 . . . . 3,70 m
Drehlager für Trittbretter . . . . 6 Stück
Drehzapfen 25 cm lang . . . . 3 „
Holzgriff . . . . 1 „

Eisen: Gerüstbefestigung an der Wand 60/5 mm, 2 × 0,25 . 0,50 m
Winkel zur Gerüstbefestigung am Boden . . . . . 2 Stück
Handgriff, Durchm. 17 mm (0,95 m lang), 1,35 m,
    Führungseisen 17 mm, 1,30 m . . . . . 2,65 m
Flacheisen 22/5 mm am Führungseisen . . . . . 0,15 m
Rollen, Durchm. 80 mm mit Befestigungsbolzen
    60 mm lang . . . . 5 Stück
Handgriff . . . . 1 „
8 = Haken aus Durchm. 2 mm Draht . . . . . 7 „
Ring-Ösen aus 2 mm Draht (Trittbretter) . . . . 3 „
Holzschrauben, Gerüstbefestigung an Wand und Boden 8 „
    Drehlagerbefestigung am Boden . . 12 „
    Drehzapfenbefestigung . . . . . . 9 „
    Führungseisen . . . . 1 „

Gewichte mit Ringen:
    Blei A und B je 14,5 kg, C 5,7 kg, E 2 × 2,25 kg 5 Stück
    Blechbüchsen mit Sandfüllung D 3,0 kg . . . . 1 „

  Seile: Durchm. 5 mm A, B, C je 4,85 m, D 3,10 m, E 2,75 m 20,40 m
Schnur oder Bindedraht . . . . nach Bedarf

Polster unter Trittbrettern . . . . 3 Stück
    unter Gewichten . . . . 5 „
    Befestigungsnägel . . . . nach Bedarf
Gyps oder Zement . . . . nach Bedarf

Nr. 2.

Vorderarmpendel.

Das Gerät dient für Drehübungen des Vorderarmes: Pronation und Supination.

An das eine Ende einer Pendelachse ist ein Handgriff recht-winklig angeschlossen, den die übende Hand umgreift. Der Griff ist in einer senkrechten Ebene um den Dreh-punkt in jeder be-liebigen Stellung mit-telst einer Schrauben-mutter feststellbar. Dadurch wird erreicht, daß als Ausgangs-stellung jede beliebige Stellung (mehr oder weniger Pronation oder Supination) des Vor-derarmes genommen werden kann. Länge des Pendels veränder-lich durch Verschieben des Gewichtes. Ge-wicht auswechselbar.

Nr. 2.

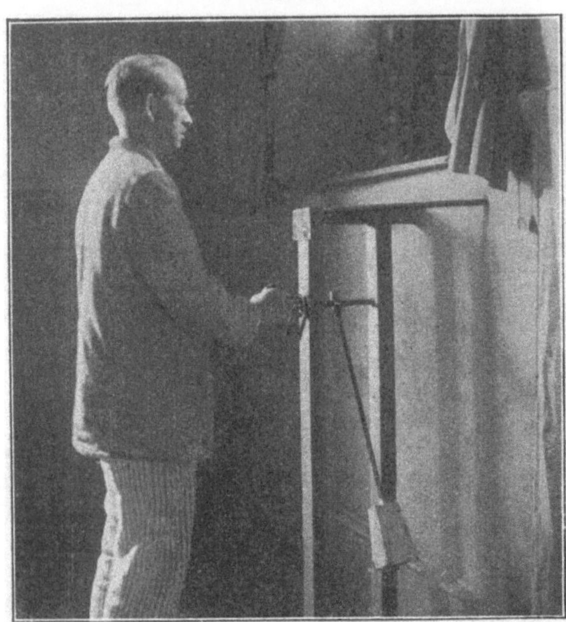

Der Kranke stellt sich gerade vor das Gerät, legt Oberarm und Ellenbogen fest an den Rumpf und umgreift mit der Hand den Griff. Durch Ingangsetzen des Pendels wird proniert bzw. supiniert.

Stoffbedarf.

Holz: Wandgerüst 43/65 mm, 1,30 + 1,25 + 0,35 . . . . 2,90 m

Schwelle 65/95 mm . . . . 0,35 m

Eisen: Wandbefestigungseisen, Durchm. 17 mm . . . . . . 1,20 m

Achse, Durchm. 17 mm mit Führungsring . . . . 0,30 m

Lagerhülsen . . . . 2 Stück

Unterlegscheibe . . . . 1 „

Handgriffe für Stellschraube . . . . 1 „

Handgriffe für übende Hand . . . . 1 „

Flacheisen 5/16 mm für Pendel und dessen Befestigung

0,75 + 0,10 . . . . 0,85 m

Vorstecker für Gewicht . . . . 1 Stück

Gewicht: Blechbüchse mit Ring, Sandfüllung . . . . 1 Stück
Schrauben: Bolzen, Durchm. 5 mm, 10 m lang . . . . 1 „
           Holzschrauben für Wandbefestigung . . . . 2 „
           Kopfschrauben für Bodenbefestigung, Durchm. 6 mm,
           10 cm lang . . . . 2 „
Gyps oder Zement . . . . nach Bedarf

Nr. 3.

Finger-Beugegerät.

Das Gerät ist für passive Fingerbeugung bestimmt, als Bindeglied zwischen Nr. 8 und 1 *E*, d. h. für Finger, die eine gewisse Beweglichkeit besitzen, aber noch nicht im Stande sind, ein Seil zu greifen. Der Grundsatz ist derselbe wie beim Krukenbergschen Handschuh oder dem Bindenzügel nach Ritschl.

Nr. 3.

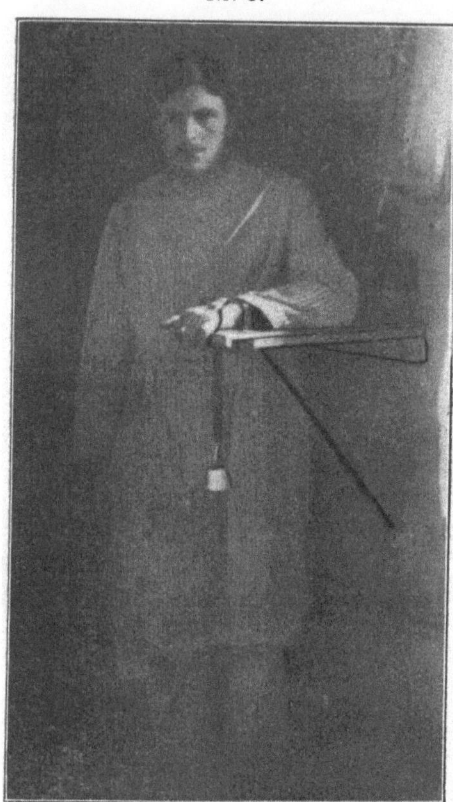

Hier wird nur dem Unterarm eine Stütze gegeben in Form eines wagerechten Tischchens, um dessen eine schmale, in eine runde Querleiste auslaufende Seite die versteiften Finger herum- und angezogen werden. Dies wird erreicht durch einen Zügel aus festem Stoff, dessen eines Ende an einem über dem Handgelenk angebrachten Eisenbügel befestigt ist. Der Zügel läuft über den Handrücken, den betreffenden Finger und schließlich über eine, unter der zu umgreifenden Querleiste auf der Unterseite des Tisches angebrachten Rolle. Das freie Ende trägt ein kleines Gewicht, um den Zügel gespannt zu erhalten. Der Kranke ergreift, nachdem er die zu behandelnde Hand in das Gerät gebracht hat, das Gewicht mit der gesunden Hand und zieht soweit als möglich an.

Dadurch wird der versteifte Finger um das runde Querholz herumgezogen. Dann läßt er langsam nach und streckt zugleich den kranken Finger.

Durch Anhängen mehrerer Zügel können mehrere oder alle Finger einer Hand gleichzeitig behandelt werden.

Stoffbedarf.

Holz: Wandbrett 170/20 mm . . . . 0,55 m
Auslegerbrett 170/15 mm . . . . 0,30 m
Kantenleiste 20/20 mm, 0,17 m lang . . . . . . 1 Stück
Befestigungsleiste 25/50 mm, 0,17 m lang . . . . 1 „
Holzrolle, Durchm. 20 mm, 0,14 m lang . . . . . 1 „

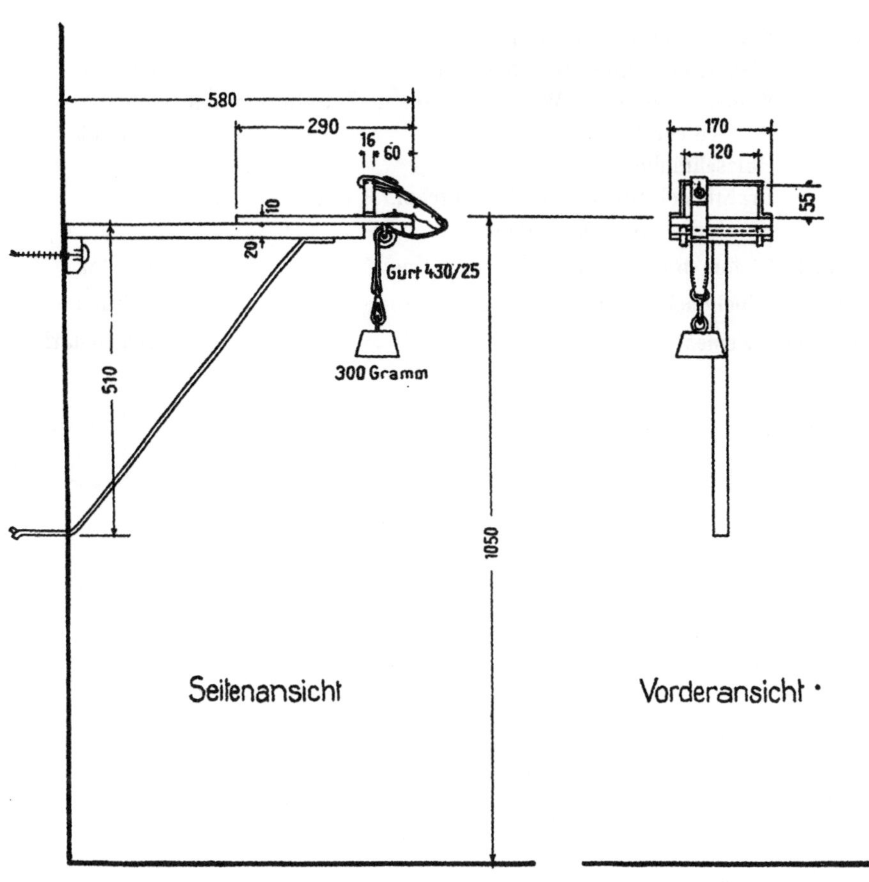

Nr 3

$\frac{2}{25}$ natürl. Größe

Eisen: Flacheisenbügel 5/16 mm . . . . 0,40 m

Flacheisenwandgestell 5/22 mm . . . . 0,80 m

Kopfschrauben für Wandbefestigung, Durchm. 5 mm,

    8 cm lang . . . . 2 Stück

Holzschrauben . . . . 16 „

Drahtbügel für Holzrolle, Durchm. 3 mm . . . . . 1 „

Karabiner- oder 8-Haken . . . . 1 „

Gurt: 25 mm breit, 43 cm lang mit Knopf . . . . . . 1 Stück

Gewicht: Blechbüchse mit Ring. Sandfüllung . . . . . . 1 Stück

Gyps oder Zement . . . . nach Bedarf

Nr. 4.

Schulterrollen.

Das Gerät ist für Drehung im Schultergelenk bestimmt.

Der Kranke sitzt neben einem Gestell, welches eine gepolsterte Gabel trägt, die zur Feststellung der Schulter unter die Achselhöhle greift. Unmittelbar unterhalb der Gabel ist an dem Gestell mittelst eines Ringgelenkes ein Führungsstab angebracht. Auf dem Stabe läuft eine Holzhülse, die mit der Hand umfaßt wird, während die Achsel in der Gabel ruht. Der Übende kann nun den Führungsstab um das Ringgelenk als Angelpunkt in jeder Richtung bewegen. Um der Be-

Nr. 4.

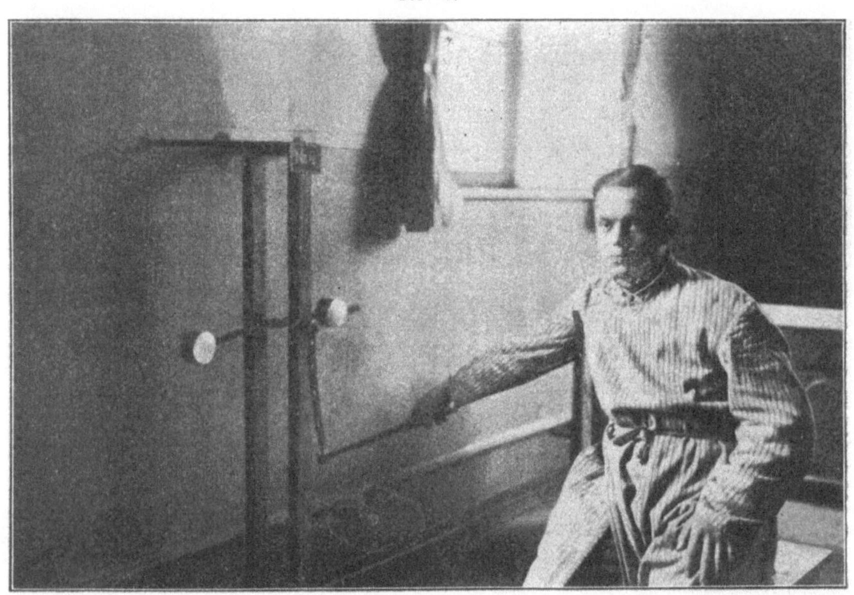

wegung eine Kreisbahn vorzuschreiben, ist das freie Ende des Führungsstabes in die Kurbel eines gegenüber in gleicher Höhe angeordneten Antriebes eingelassen. Das Lager, in welchem sich der Führungsstab in der Kurbel dreht, kann dem Mittelpunkt genähert oder entfernt werden, wodurch ein mehr oder weniger großer Ausschlag der Kreisbewegung erzielt wird. Der Antrieb wird durch ein doppelarmiges in senkrechter Ebene schwingendes Kreispendel mit zwei Gewichten gebildet.

Die passende Höhe des Schultergelenkes wird durch Einstellung der Sitzhöhe erreicht.

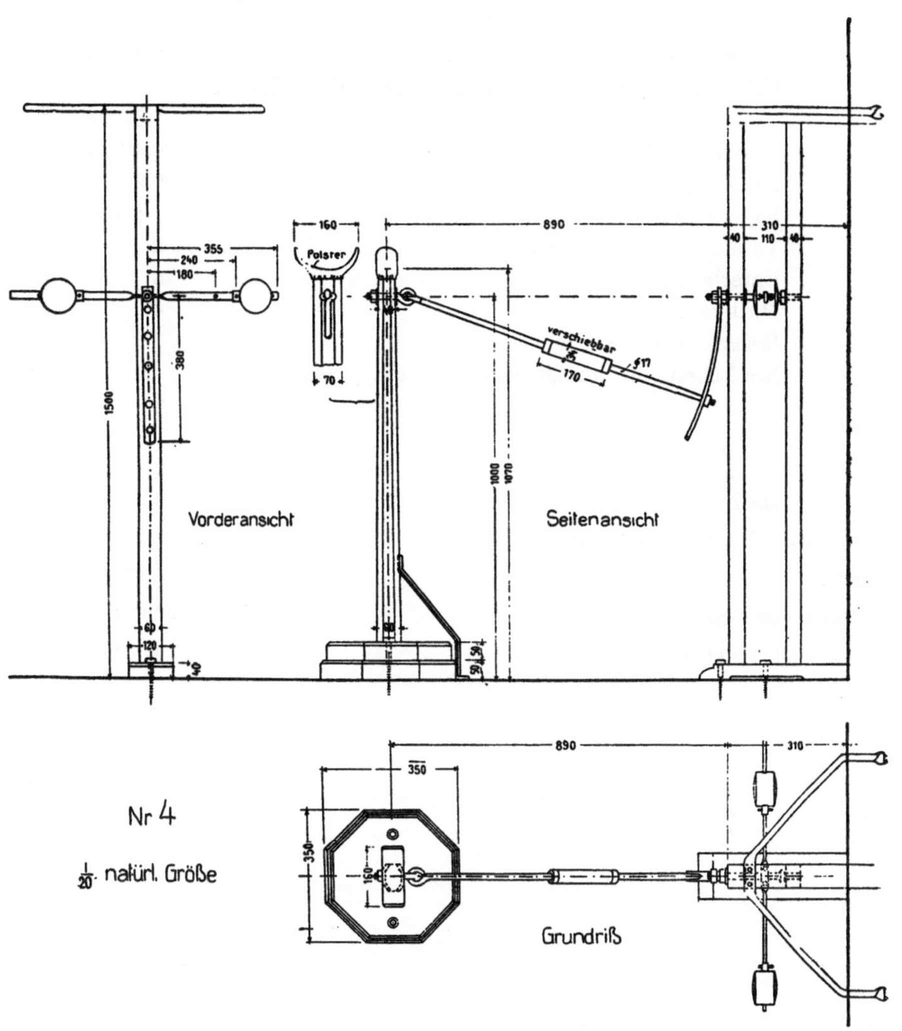

Stoffbedarf.

Holz: Wandgerüst 40/60 mm, $0,40 + 2 \times 1,50$ . . . . . 3,40 m

Schwelle 40/120 mm . . . . 0,40 m

Schulterstütze: Bodenbretter 50 mm stark, 35/35 cm +

33/33 cm . . . . 2 Stück

Stütze 60/70 mm . . . . 1,05 m

Handgriff mit Fassungsringen . . . . 1 Stück

Eisen: Wandbefestigung, Durchm. 17 mm 1,05 m
Achse mit Führungsringen, Durchm. 17 mm 0,25 m
Antriebsstange, Durchm. 17 mm 0,90 m . . . . . . 2,20 m
Lagerhülsen . . . . 2 Stück
Gewichtshalter und Befestigungsschelle 5,18 mm
    0,72 + 0,08 . . . . 0,80 m
Antriebskurbel 10/27 mm . . . . 0,40 m
Armstütze . . . . 0,20 m
Lagerhaken für Antriebsstange . . . . 1 Stück
Vorstecker für Gewichte . . . . 2 „
Unterlagsscheiben . . . . 3 „
Muttern . . . . 4 „
Bodenstütze aus Flacheisen . . . . 1 „
Kopfschrauben für Bodenbefestigung, Durchm. 5 mm
                             8 cm lang . 2 „
    „   „   „   Durchm. 8 mm
                           15 cm lang . 2 „
Holzschrauben . . . . 6 „
Gewichte: Blechbüchsen mit Sandfüllung . . . . 2 Stück
Polster . . . . 1 Stück
Befestigungsnägel . . . . nach Bedarf
Gyps oder Zement . . . . nach Bedarf

Nr. 5.

Arm seitwärts heben und senken.

Das Gerät dient dem Beweglichmachen des Schultergelenkes.

In einem senkrecht stehenden Holzgestell ist ein langer, schmaler Rahmen von der Form etwa eines Posaunenrohres, mit seiner einen Schmalseite in einem Lager beweglich, aufgehängt. Diese Schmalseite ist durch einen Bügel geschlossen, der zur Unterstützung der Schulter dient. Zwischen den Schenkeln des Rahmens läuft ein Handgriff verschieblich. Die freie Schmalseite des Rahmens ist mit einer Öse versehen, von welcher ein Zug mit einem Gegengewicht über eine darüber angebrachte Rolle läuft.

Nr. 5.

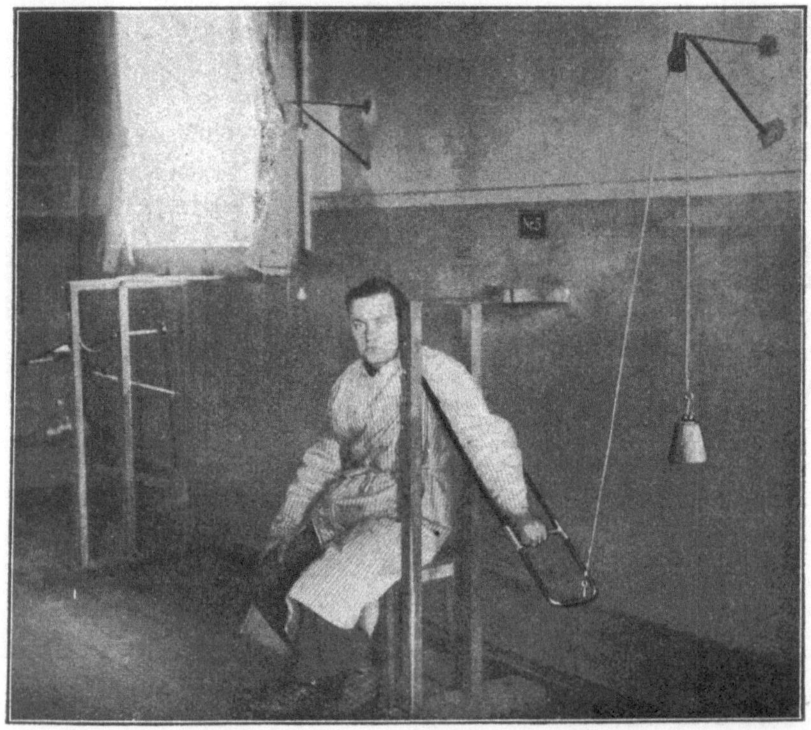

Zur Übung sitzt der Kranke neben dem Rahmen, nachdem er seinen Arm eingeführt und den Handgriff ergriffen hat. Sollen rein passive Übungen des Armes ausgeführt werden, so wird der Zug ohne Gegengewicht noch über eine zweite Rolle der gegenüberliegenden Seite geführt. Der Kranke ergreift das freie Ende mit der freien Hand und übt den zum Erheben nötigen Zug aus. Durch Veränderung des Gegengewichtes und schließlich durch Zuhilfenahme des Zuges können alle Übergänge von rein aktiver bis zu rein passiver Bewegung erreicht werden.

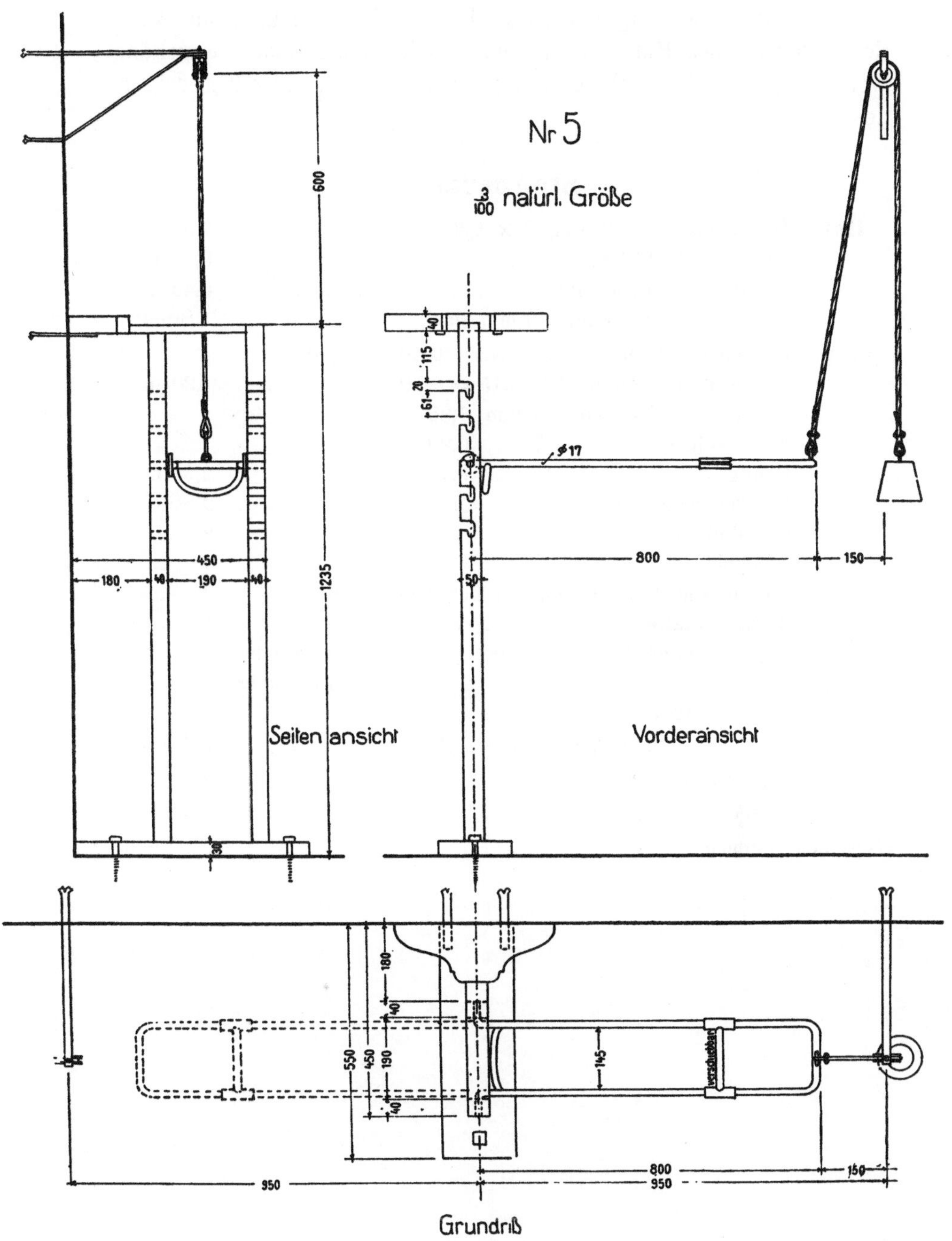

Nr 5
3/100 natürl. Größe
600
1235
450
180
190
450
Seitenansicht
40
115
20
61
17
800
150
50
Vorderansicht
30
180
40
550
450
190
145
verschiebbar
40
800
950
950
150
Grundriß

Zwecks Einstellung der passenden Schulterhöhe kann die Achse des schwingenden Rahmens in fünf verschiedenen Höhen eingehängt werden. Genaue Einstellung erfolgt durch Erhöhung oder Erniedrigung des Sitzes.

Stoffbedarf.

Holz:	Wandgerüst 40/50 mm, $2 \times 1{,}25$	2,50 m
	Schwelle 30/175 mm	0,55 m
	Wandstütze 20/50 mm	0,45 m
	„ 15/40 cm, 40 mm stark	1 Stück
Eisen:	Konsolen 5/20 mm, $2 \times (0{,}45 + 0{,}50) = 1{,}90$	
	Bankeisen 5,20 mm, $2 \times 0{,}15 = 0{,}30$	2,20 m
	Bügel, Durchm. 17 mm, 1,85	
	Achselstütze, „ 17 „ 0,20	
	Handgriff, „ 17 „ 0,15	2,20 m
	Unterlagsscheiben	2 Stück
	Blechhülsen	2 „
	Stiftring	1 „
	Rollen, Durchm. 50 mm mit Befestigungsbolzen . .	2 „
	Karabinerhaken	2 „
	Kopfschrauben für Bodenbefestigung. Durchm. 6 mm, 6 cm lang	2 „
	Holzschrauben	7 „
Gewicht mit Ring. Blechbüchse mit Sandfüllung		1 Stück
Seil, Durchm. 3 mm		2 m
	Schnur	2 m
Gyps oder Zement		. nach Bedarf

Nr. 6.

Handpendel.

Das Gerät dient zum Hand-Beugen und -Strecken. Das Pendel kann durch Verstellen des Gewichtes kürzer oder länger genommen werden.

Nr. 6.

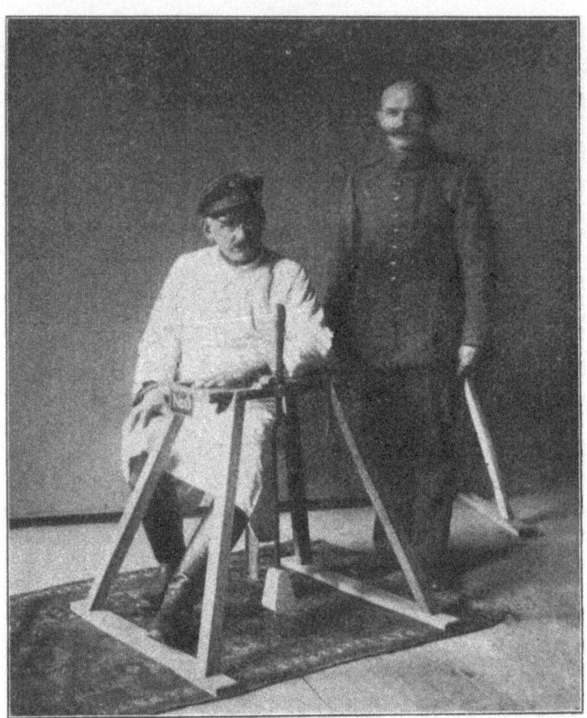

Das Gewicht ist auswechselbar.

Die Pendelstange besitzt nach oben über die Achse hinaus eine Verlängerung, die mit einem Handgriff versehen ist, wodurch die Möglichkeit rein passiver Beugung und Streckung gegeben ist.

Stoffbedarf.

Holz: Rahmen 30/43 mm, $2 \times (0,60 + 30)$ . . . . . . 1,80 m
Bock 35/40 „ $4 \times 0,80$ . . . . 3,20 m
Schwellen 20/80 „ $2 \times 0,80$ . . . . 1,60 m
Platte 13/26 „ . . . . 0,35 m
Handbrett 13/130 „ . . . . 0,25 m
Achsenlager . . . . 2 Stück
Handgriff mit Zwinge . . . . 1 „

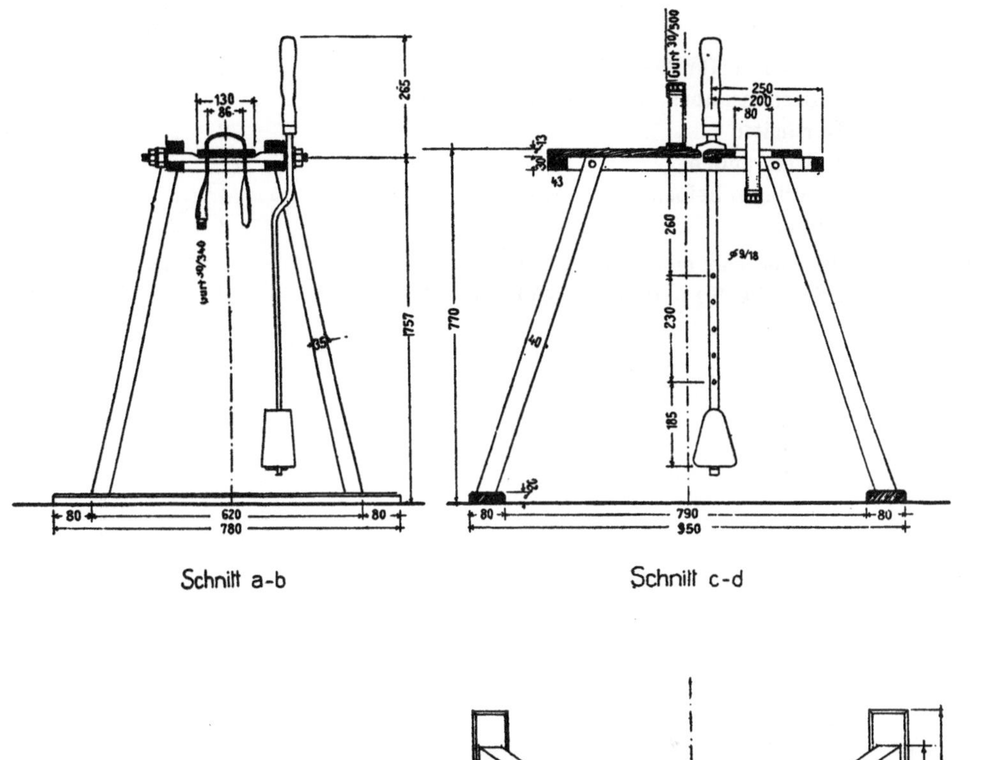

Nr 6

$\frac{3}{100}$ natürl. Größe

Eisen: Pendelstange   ⊕ 9/18 mm . . . . 0,85 m
      Achse   8/40 „ . . . . 0,40 m
      Handbretthalter   5/25 „ . . . . 0,20 m
      Lagerhülsen   . . . . 2 Stück
      Vorstecker für Gewicht   1   „
      Mutterschrauben, Durchm. 4 mm, 50 mm lang . . 4   „
      Gurthalter 2   „
      Holzschrauben   24   „
      Unterlagsscheiben   4   „
      Muttern 3   „
Gewicht: Blechbüchse mit Sandfüllung . . . . 1 Stück
Gurte mit Schnalle 30 mm breit, 0,50 und 0,35 m lang . . 2   „

Nr. 7.

Drehgerät.

Ein nach Art eines Gärtnerschen Ergostaten gebautes Gerät, das wie jener zur Übung der verschiedensten Muskelgruppen benutzt wird.

Nr. 7.

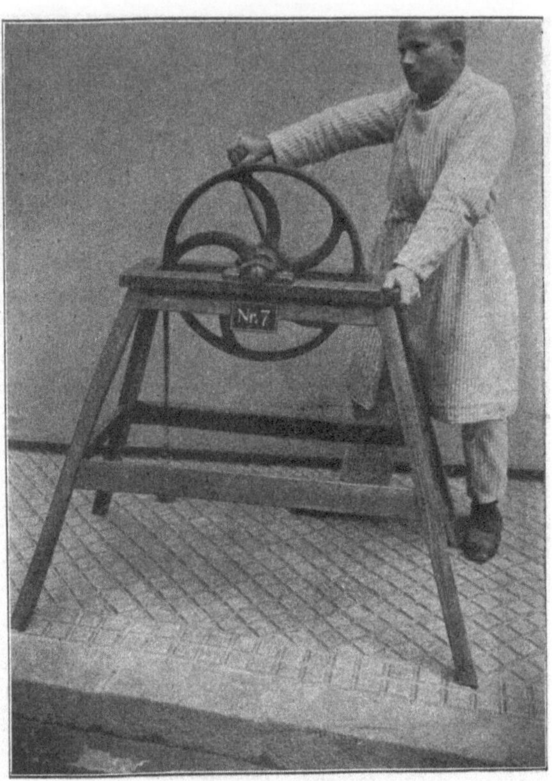

Ein Schwungrad ist auf einem Holzgestell aufgebaut und wird mittelst einer Kurbel vom Kranken angetrieben. Die Kurbel kann verlängert oder verkürzt werden.

Ein Schleifbrett dient als Bremse, deren Wirkung durch angehängte Gewichte beliebig begrenzt werden kann.

Stoffbedarf.

Holz: Rahmen   35/45 mm, 2 × (0,20 + 0,60) . . . . . 1,60 m
Bock   43/43 „   4 × 1,00 . . . . 4,00 m
Schwellen 25/100 „   2 × 0,50 . . . . 1,00 m
Bremsbrett 20/140 „   . . . . 0,65 m
Achsenlager   . . . . 2 Stück
Bremsklotz 1   „

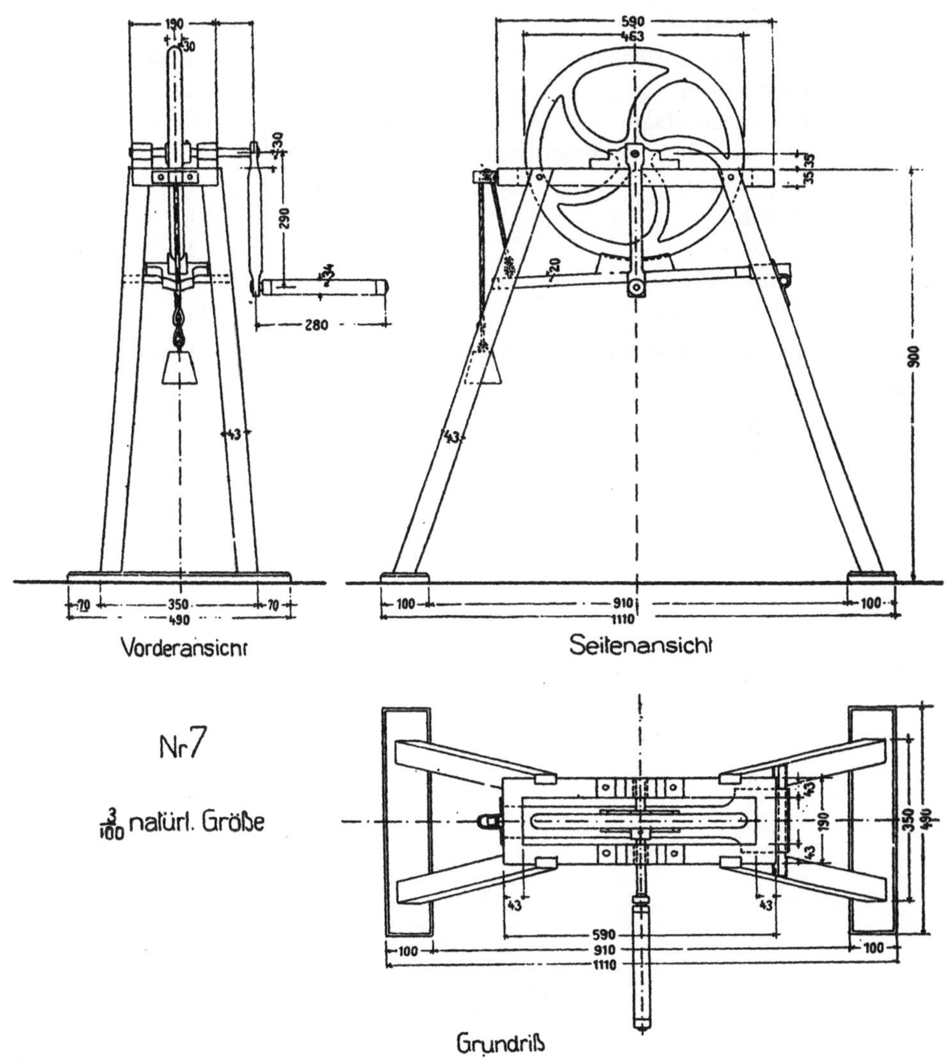

190
30
230
290
134
280
43
70
350
70
490
Vorderansicht
590
463
35,35
9
20
900
43
100
910
1110
100
Seitenansicht
Nr 7
3/100 natürl. Größe
43
190
43
350
490
43
43
590
910
1110
100
100
Grundriß

Eisen: Schwungrad, Durchm. 463 mm . . . . 1 Stück
Antriebskurbel . . . . 1 „
Radachse, Durchm. 18 mm, 0,30
Bremsachse „ 18 „ 0,25 . . . . 0,55 m
Rolle mit Rollenhalter . . . . 1 Stück
Lagerhülsen . . . . 2 „
Bremsachsenlager . . . . 2 „
Blechbeschlag am Bremsbrett . . . . 1 „
Ring-Haken . . . . 1 „
8-Haken . . . . 1 „
Karabiner . . . . 1 „
Mutterschrauben, Durchm. 4 mm, 50 mm lang . . 4 „
Holzschrauben . . . . 14 „
Gewicht mit Ring. Blechbüchse mit Sandfüllung . . . . 1 Stück
Seil, Durchm. 30 mm . . . . 0,70 m
Schnur . . . . nach Bedarf

Nr. 8.

Fingerpendel.

(Für je einen Finger.)

Am oberen Ende eines Pendels ist eine Hülse zur Aufnahme der Fingerspitze angebracht. Zur Unterstützung von Unterarm und Hand dient ein kleines Tischchen, welches über der Fingerhülse einen Ausschnitt für den übenden Finger besitzt. Die Länge des Pendels ist durch Verschieben des Gewichts veränderlich. Das Gewicht ist auswechselbar.

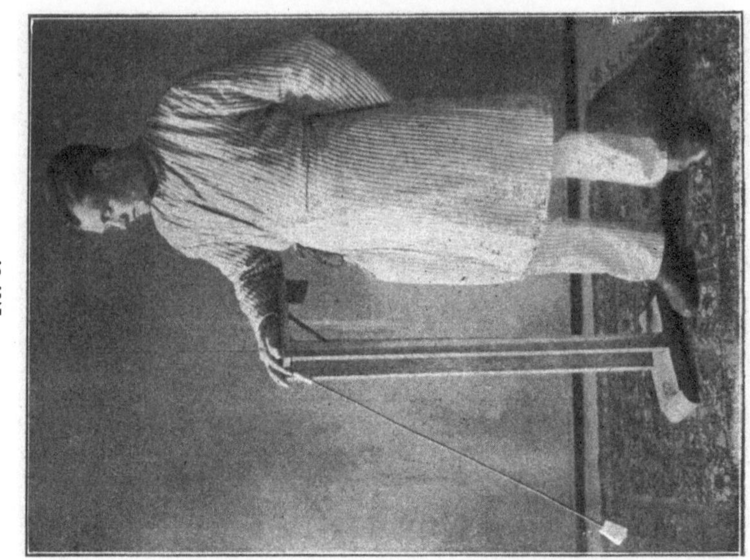

Nr. 8.

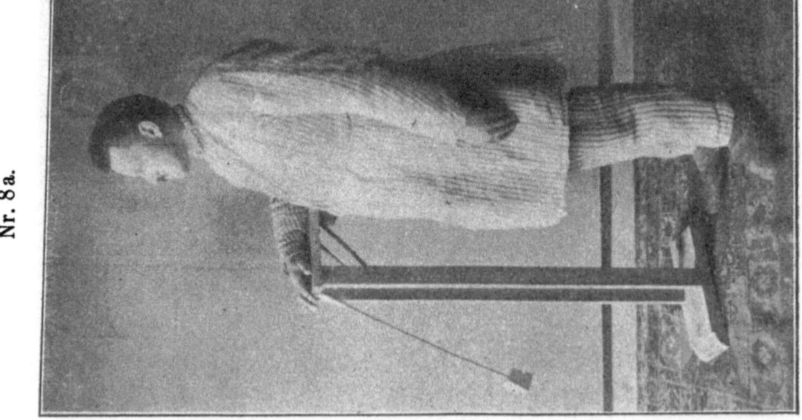

Nr. 8a.

Führt man das Fingerende in die Hülse, so wird durch die Pendelbewegung Beugung und Streckung bewirkt. Bedingung ist, daß der Finger nicht gestreckt, sondern in Beugestellung versteift ist.

Nr. 8a unterscheidet sich von Nr. 8 nur durch die Länge des Pendels, welches hier kürzer gewählt ist.

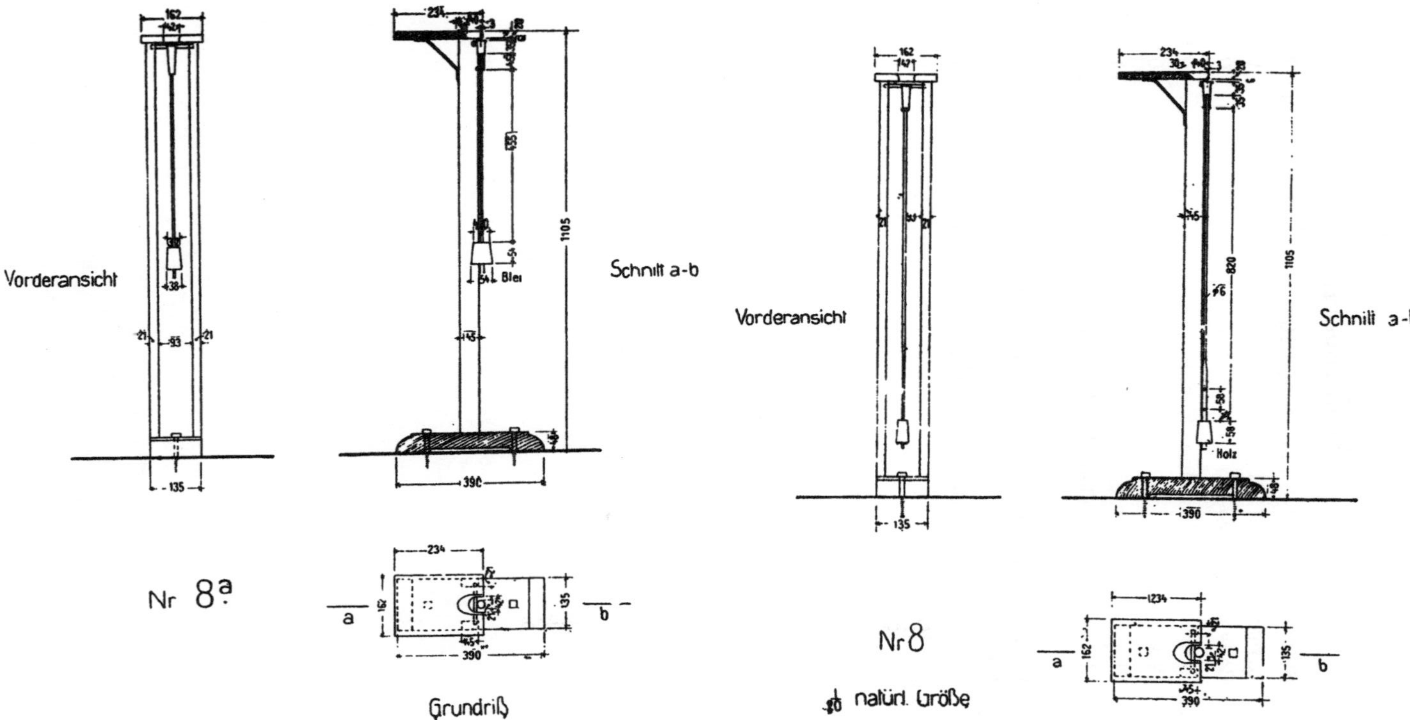

Vorderansicht
Schnitt a-b
Nr 8a.
Grundriß
Vorderansicht
Schnitt a-b
Holz
Nr 8
natürl. Größe
Blei

Stoffbedarf.

Holz: Stützen   21/45 mm, 2 × 1,10 . . . . 2,20 m
       Armauflage 20/162 „ . . . . 0,25 m
       Bodenbrett 48/135 „ . . . . 0,40 m

Eisen: Achse,   Durchm. 8 mm . . . . 0,10 m
      Pendelstange,   „   6 „ . . . . 0,95 m
      Fingerhülse . . . . 1 Stück
      Blei zum Ausgießen der Fingerhülse . . . . . . nach Bedarf
      Vorstecker für Gewicht . . . . 1 Stück
      Flacheisenstützen 4/16 mm, 2 × 0,20 . . . . . . 0,40 m
      Holzschrauben . . . . 8 Stück
      Kopfschrauben, Durchm. 5 mm, 8 cm lang . . . . 2 „

Gewicht aus Holz . . . . 1 Stück

Nr. 9.

Fingerpendel.
(Für mehrere Finger.)

Am oberen Ende eines Pendels sind 3 Hülsen zur Aufnahme der Fingerspitzen angebracht. Zur Unterstützung von Unterarm und Hand dient ein kleines Tischchen, welches über den Fingerhülsen einen Ausschnitt für die übenden Finger besitzt. Die Länge des

Nr. 9.

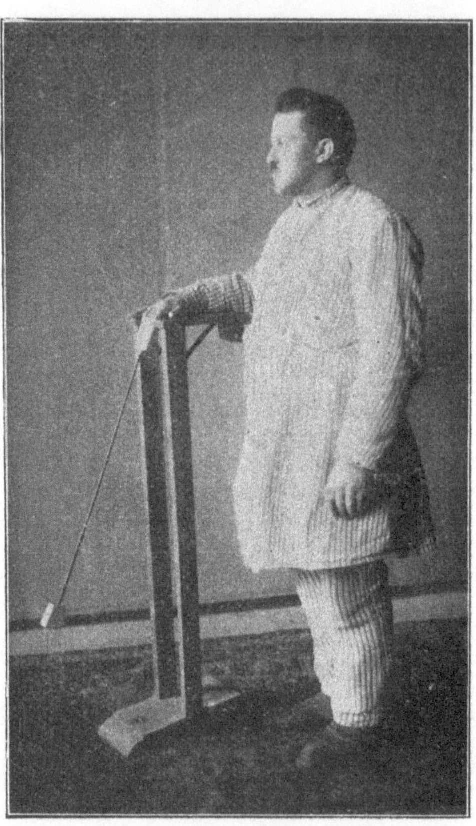

Pendels ist durch Verschieben des Gewichts veränderlich. Das Gewicht ist auswechselbar.

Führt man die Fingerenden in die Hülsen ein, so wird durch die Pendelbewegung Beugung und Streckung bewirkt. Bedingung ist, daß die Finger nicht gestreckt, sondern in Beugestellung versteift sind.

Stoffbedarf.

Holz: Stützen   24/55 mm, 2 × 1,10 . . . . 2,20 m
      Armauflage 20/188 „ . . . . 0,30 m
      Bodenbrett 48/158 „ . . . . 0,40 m

Eisen: Achse, Durchm. 8 mm . . . . 0,15 m
Pendelstange, „ 6 „ . . . . . 6 . . . . 0,85 m
Fingerhülsen . . . . 3 Stück
Fingerhülsenfassung . . . . 1 „
Vorstecker für Gewicht . . . . 1 „
Flacheisenstützen 4/16 mm, 2 × 0,20 . . . . 0,40 m
Holzschrauben . . . . 8 Stück
Kopfschrauben, Durchm. 5 mm, 8 cm lang . . . . 2 „
Gewicht aus Blei . . . . 1 Stück

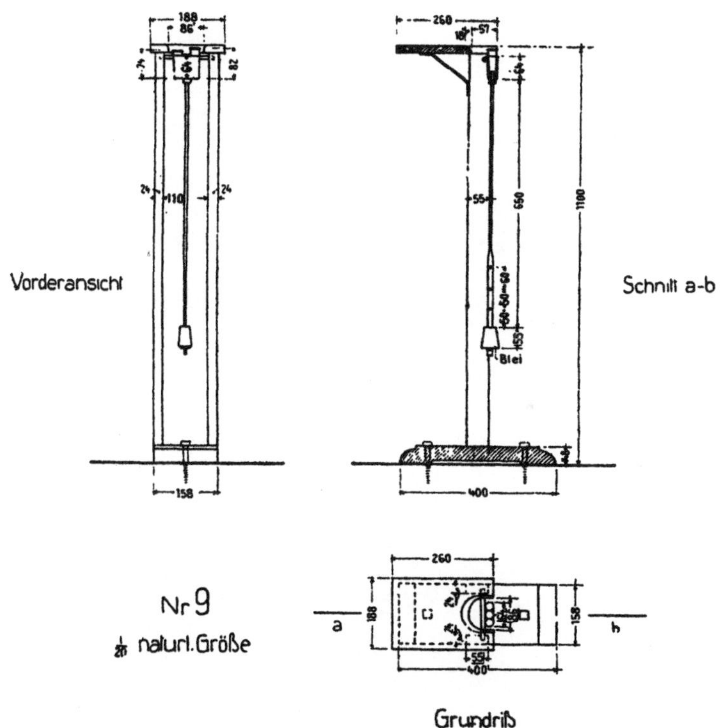

Nr. 10.

Fuß-Beugen und -Strecken.

Das Gerät dient zum passiven Fuß-Beugen und -Strecken.

Auf einem Fußbrett ist in einem Lager ein Schuh durch eine unter der Ferse angebrachte Querachse derart befestigt, daß er in sagittaler Richtung Beuge- und Streckbewegungen zuläßt. Die Streckbewegung besorgt der Kranke selbst, durch Ziehen an einer von der

Nr. 10.

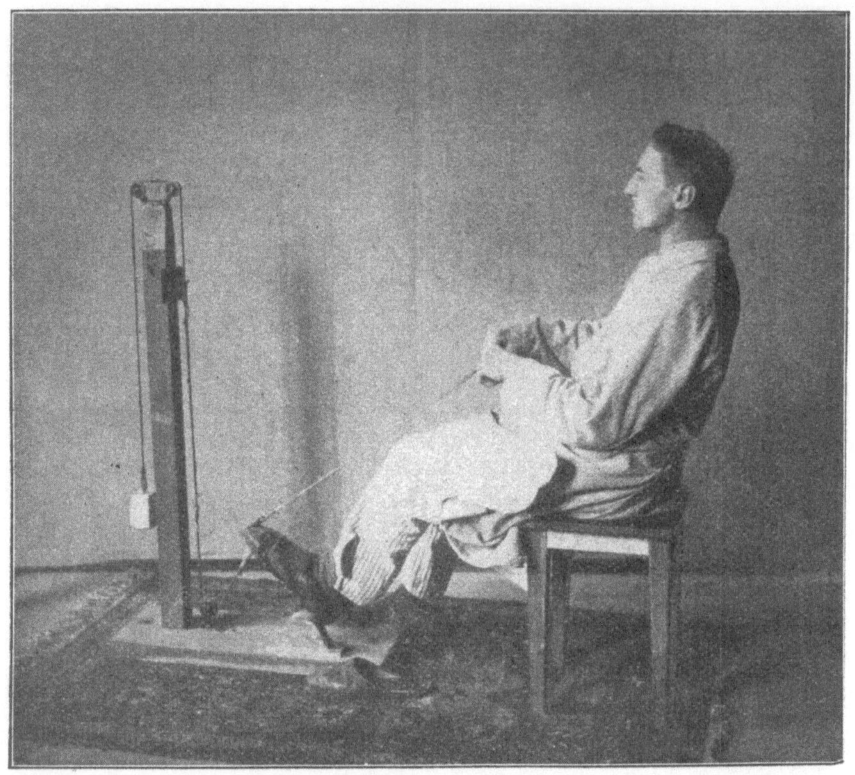

Spitze des Schuhes ausgehenden, am anderen Ende mit einem Handgriff versehenen Schnur.

Der Gegenzug: Beugung wird durch ein Gewicht besorgt, welches mittelst einer über Rollen laufenden Schnur an der Sohlenseite der Schuhspitze angreift und einen Zug plantarwärts ausübt.

Stoffbedarf.

Holz: Stütze   62/62 mm . . . . 1,10 m
Bodenbohle 48/250 „ . . . . 0,70 m
Fußstützen 37 mm stark . . . . 2 Stück
Sohlbrett   15 „   „ . . . . 1 „
Handgriff . . . . 1 „

Eisen: Rollenhalter, Flacheisen, 5/22 mm, 2 × 0,20 . . . 0,40 m
       „   Blech . . . . 1 Stück
Rollen . . . . 3 „
Achse, Rundeisen, Durchm. 11 mm . . . . 0,20 m
8-Haken . . . . 2 Stück
Ringschraube . . . . 1 „
Hakenhalter ○ . . . . 1 „
Stifte für Rollen . . . . 8 „
Kopfschrauben, Durchm. 6 mm, 10 cm lang . . . 2 „
Holzschrauben . . . . 12 „
Gewicht aus Blei, mit Ring . . . . 1 Stück
Seile, Durchm. 3 mm, 2,45 + 0,80 . . . . . . 3,25 m
Schnur . . . . nach Bedarf
Leder: Fersenhalter . . . . 1 Stück
Zehenhalter . . . . 1 „
Riemen mit Schnalle . . . . 2 „
Befestigungsnägel . . . . nach Bedarf

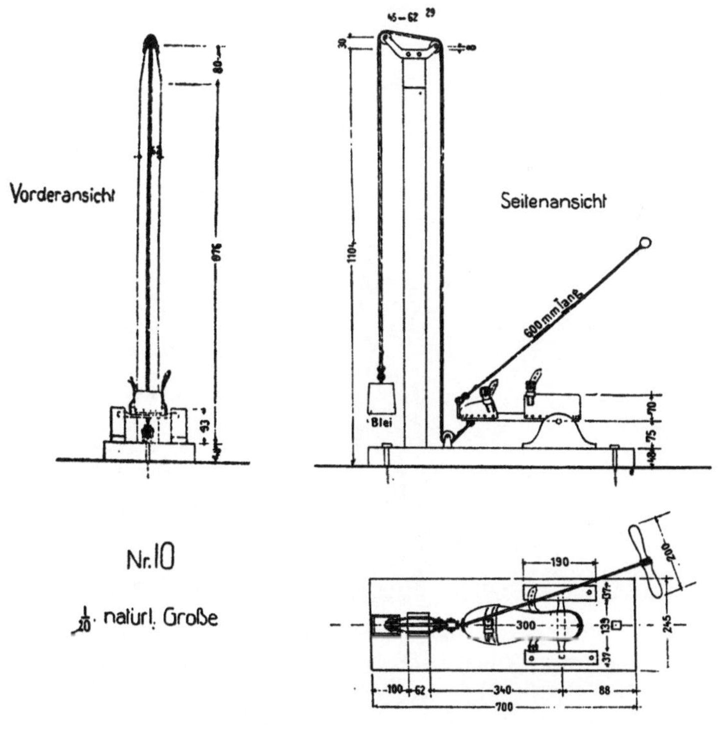

Nr. 11.

Kniependel.

An einem festen Tisch sind 2 Kniependel zum gleichzeitigen Üben von zwei Kranken angebracht.

Der Kranke sitzt auf dem Tisch. Der Unterschenkel schwingt in einem Rahmen, in welchem ein in der Höhe verstellbarer Schuh zur Aufnahme des Fußes sich befindet. Die oberen Enden des Rahmens

Nr. 11.

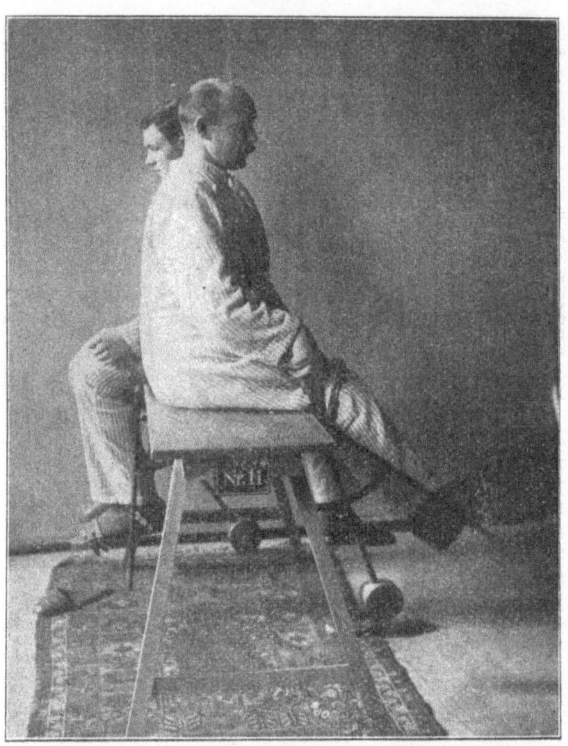

sitzen auf der Pendelachse auf, die in der Höhe der Tischplatte annähernd mit der queren Kniegelenkachse zusammenfällt. Die Pendelstange kann mittelst einer gelochten Spreizstange in verschiedenen Winkeln zur Längsachse des schwingenden Rahmens und damit des Unterschenkels verstellt werden.

Die Gewichte sind in der Höhe verstellbar und auswechselbar.

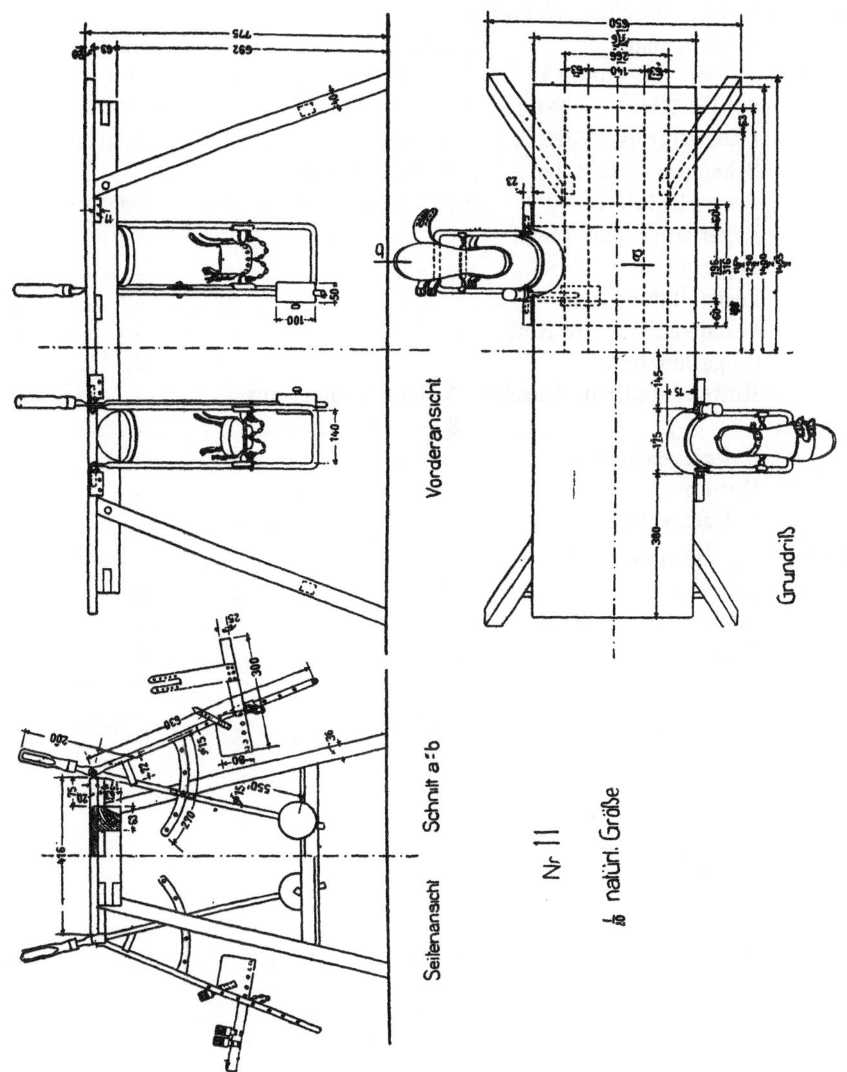

Stoffbedarf.

Holz: Platte	20 mm stark, 0,45 × 1,45	. . . . .	0,65 qm
Rahmen	63/63 mm, 2 × (1,30 + 0,30)	. . . .	3,20 m
Bock	36/40 „ 4 × 0,85	. . . . . .	3,40 m
Sprossen	25/40 „ 2 × 0,55	. . . . . .	1,10 m
Querhölzer 17/60 „ 4 × 0,45		. . . . . .	1,80 m
Griffe mit Zwinge	. . . .		2 Stück
Sohlbretter 25 mm stark	. . . .		2 „

Eisen: Bügel, Durchm. 15 mm, $2 \times 1{,}50 = 3{,}00$

       Pendelstange $2 \times 0{,}75 = 1{,}50$ . . . . . 4,50 m

       Achsen, Durchm. 11 „ $4 \times 0{,}10$ . . . . 0,40 m

       Sohlenstütze   5/20 „ $2 \times 0{,}15$ . . . . 0,30 m

       Feststellkreis   5/25 „ $2 \times 0{,}30$ . . . . 0,60 m

       Schenkelschutz 4/18 „ $2 \times 0{,}20 = 0{,}40$

       Feststellwinkel $2 \times 0{,}10 = 0{,}20$ . . . . . 0,60 m

       Lagerhalter aus Blech . . . . 4 Stück

       Lagerhülsen . . . . 4 „

       Feststellhülsen . . . . 4 „

       Feststellstifte mit Kette . . . . 4 „

       Ringschrauben . . . . 2 „

       Mutterschrauben, Durchm. 5 mm, 75 mm lang . . 4 „

              „   „   3   „   25   „   „ . . 2 „

       Unterlagsscheiben . . . . 4 „

       Muttern . . . . 8 „

       Holzschrauben . . . . 35 „

Leder: Fersenhalter . . . . 2 Stück

       Fußhalter . . . . 2 „

       Riemen mit Schnalle . . . . 2 „

       Schnallen . . . . 4 „

       Befestigungsnägel . . . . nach Bedarf

Gewichte aus Eisen, mit Feststellschrauben . . . . 2 Stück

Nr. 12.

Fußrollen.

Nr. 12.

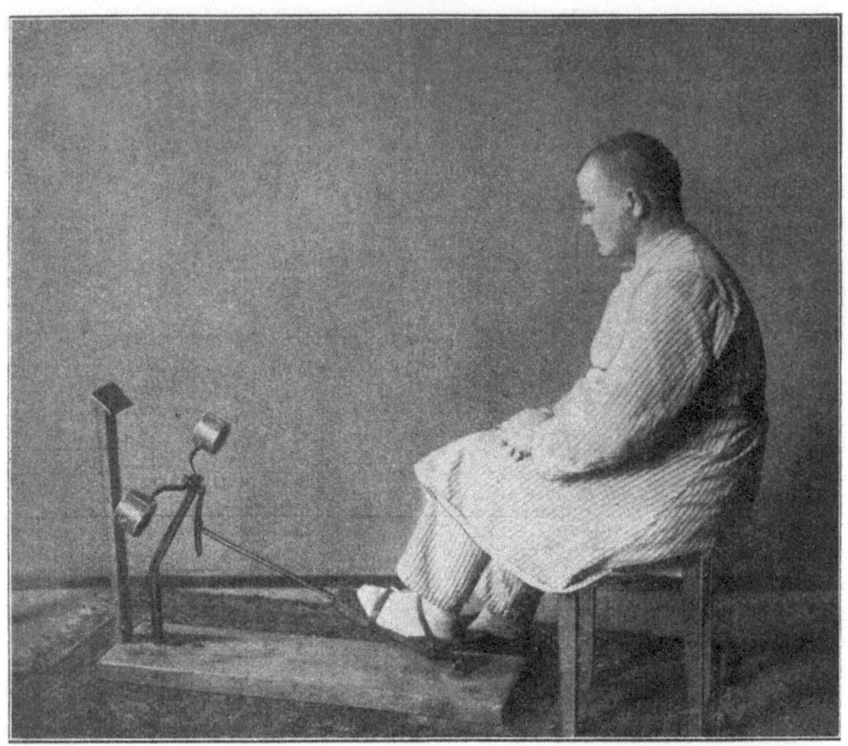

Nr. 12a.

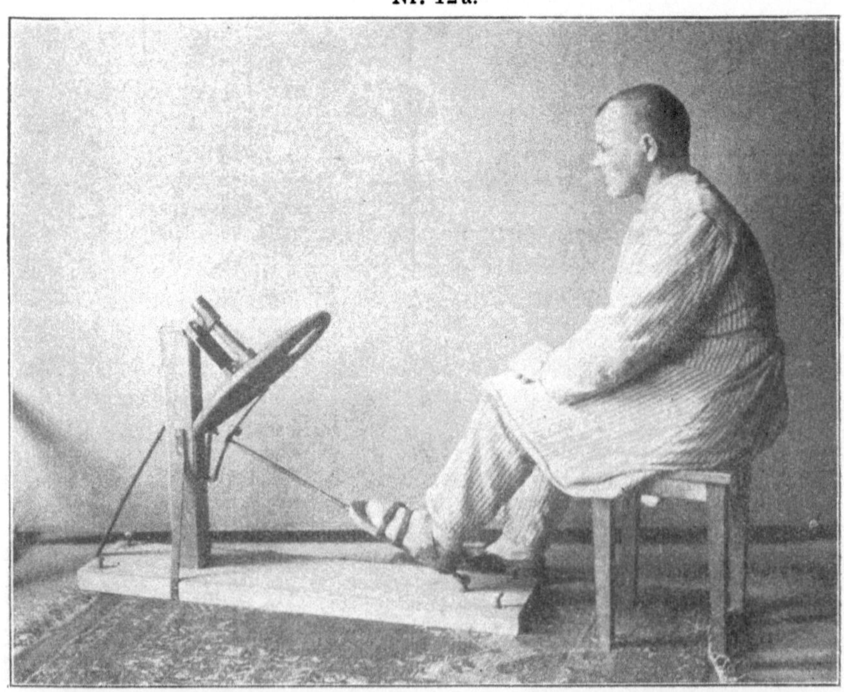

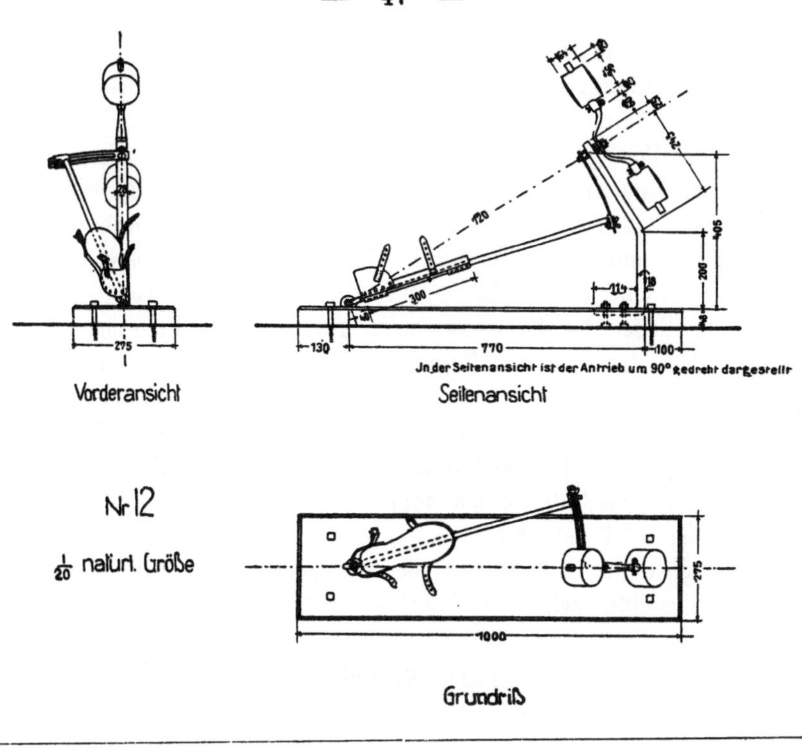
Jn der Seitenansicht ist der Antrieb um 90° gedreht dargestellt
Vorderansicht
Seitenansicht
Nr 12
1/20 natürl. Größe
Grundriß

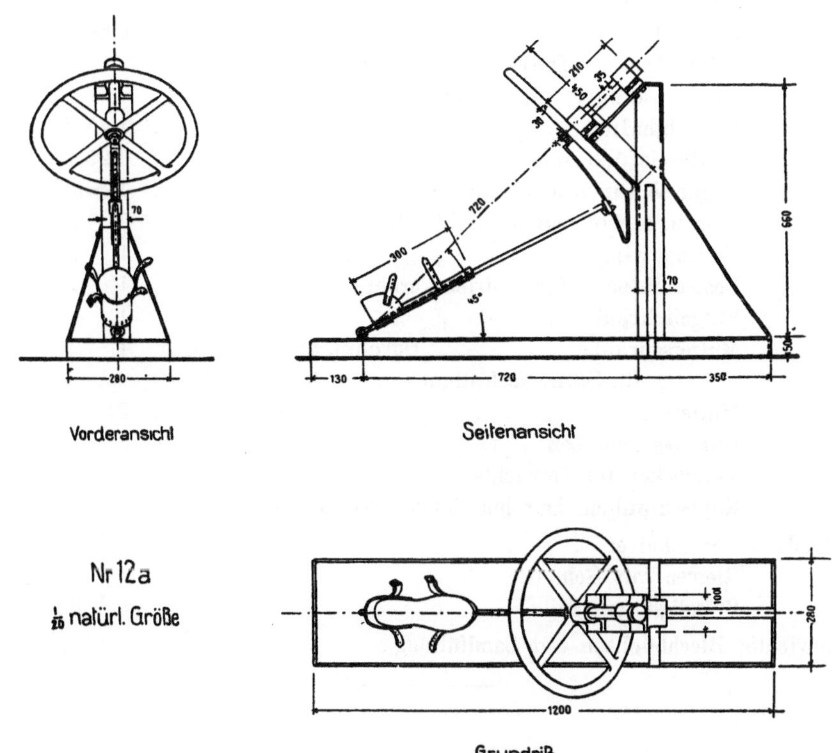
Vorderansicht
Seitenansicht
Nr 12a
1/20 natürl. Größe
Grundriß

Auf einem schweren Fußbrett ist das eine Ende einer Führungsstange mittelst Ringgelenkes befestigt. Unmittelbar über dem Gelenk ist ein Schuh durch Sohlenringe drehbar auf der Stange befestigt, so daß er jede Bewegung derselben mitmachen muß. Das andere Ende der Führungsstange ruht in der Kurbel eines gegenüber angeordneten Antriebes, so daß die Stange in beliebigem Winkel zu einer durch das Ringgelenk und den Mittelpunkt des Antriebes gedachten Achse eingestellt werden kann. Dreht sich die Kurbel, so macht das in ihr ruhende Ende die Kreisbewegung mit und die Führungsstange beschreibt den Mantel eines Kegels, dessen Spitze durch das Ringgelenk, dessen Grundlage durch die kreisende Kurbel gebildet wird. Der Schuh macht die Bewegung der Führungsstange mit und zwingt den in ihm ruhenden Fuß so zu Rollbewegungen im Fußgelenk.

Der Antrieb wird durch ein doppelarmiges mit 2 Gewichten versehenes Kreispendel gebildet.

Nr. 12 a ist ein Fußrollgerät, bei welchem der Antrieb durch ein Schwungrad gebildet wird. Im übrigen gleich Nr. 12.

Stoffbedarf.

Holz: Befestigungsbohle 48/275 mm . . . . 1,00 m
Sohlbrett 20 mm stark . . . . 1 Stück

Eisen: Stütze 18/28 mm . . . . 0,60 m
Triebachse,　　Durchm. 11 mm, 0,10
Antriebsstange,　　 „　　11　 „　 0,80
Gewichthalter,　　 „　　11　 „　 0,55 . . . . . . 1,45 m
Stellkreis 5,25 mm . . . . 0,25 m
Lageröse für Antriebsstange . . . . 1 Stück
Befestigungsbleche für Sohlbrett . . . . 2. „
Führungsring　　　 „　　 „　　. . . . . 1 „
Feststellblech　 für Antriebskurbel . . . . 1 „
Flügelschraube　 „　　　 „　　. . . . . . . 1 „
Mutterschraube　 „　　　 „　 Durchm. 4 mm, 20 mm lg. 1 „
　　　 „ für Stützenbefestigung　 „　 5 „ 50 „ „ 2 „
Muttern . . . . 3 „
Unterlagsscheiben . . . . 3 „
Vorstecker für Gewichte . . . . 2 „
Kopfschrauben, Durchm. 5 mm, 80 mm lang . . . 4 „

Leder: Fersenhalter . . . . 1 Stück
Riemen mit Schnalle . . . . 2 „
Befestigungsnägel . . . . nach Bedarf

Gewichte: Blechbüchsen mit Sandfüllung . . . . 2 Stück.

Nr. 13.

Rumpfstütze.

Eine in die Wand eingelassene mit Haken versehene Eisenstange
dient dazu, eine Gurtschlinge in jeder Höhe aufzuhängen.

Nr. 13.

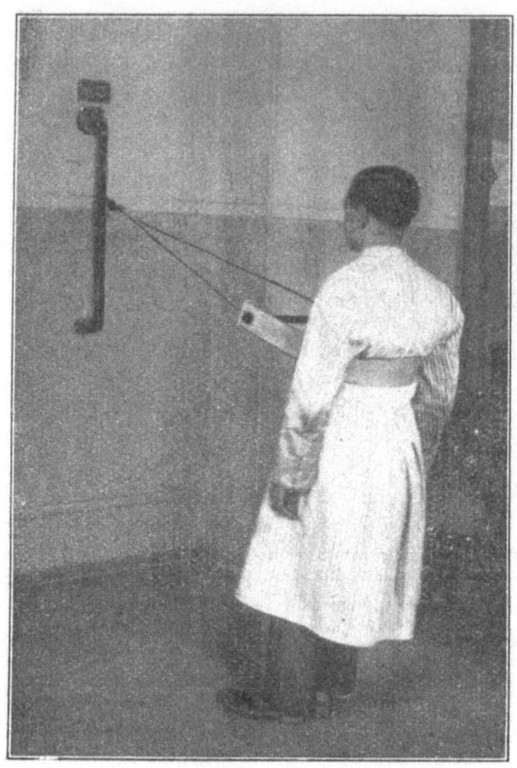

Der Gurt dient zur Unterstützung des Rumpfes bei verschiedenen
Übungen. Besonders bei seitlichen Rumpfbewegungen verbunden mit
Tiefatmen zwecks Ausdehnung des Brustkorbes nach Lungenschüssen.

Stoffbedarf.

Holz: Gurtspreize, Durchm. 22 mm, 45 cm lang . . . . . 1 Stück
   Knebel,   „   6 „ 8 „ „   . . . . 2 „

Eisen: Wandbügel 12/28 mm . . . . 1,15 m
   Haken,   Durchm. 9 mm, $7 \times 0{,}07 = 0{,}50$
   Seilhalter,   „ 9 „   0,35
   Seilring,   „ 9 „   0,15 . . . . 1,00 m

Seil: Durchm. 3 mm . . . . 2,35 m

Gurt: 80 mm breit, 2,5 mm stark . . . . 1,30 m
   Lederscheiben, Durchm. 50 mm . . . . 2 Stück
   Faden . . . . nach Bedarf

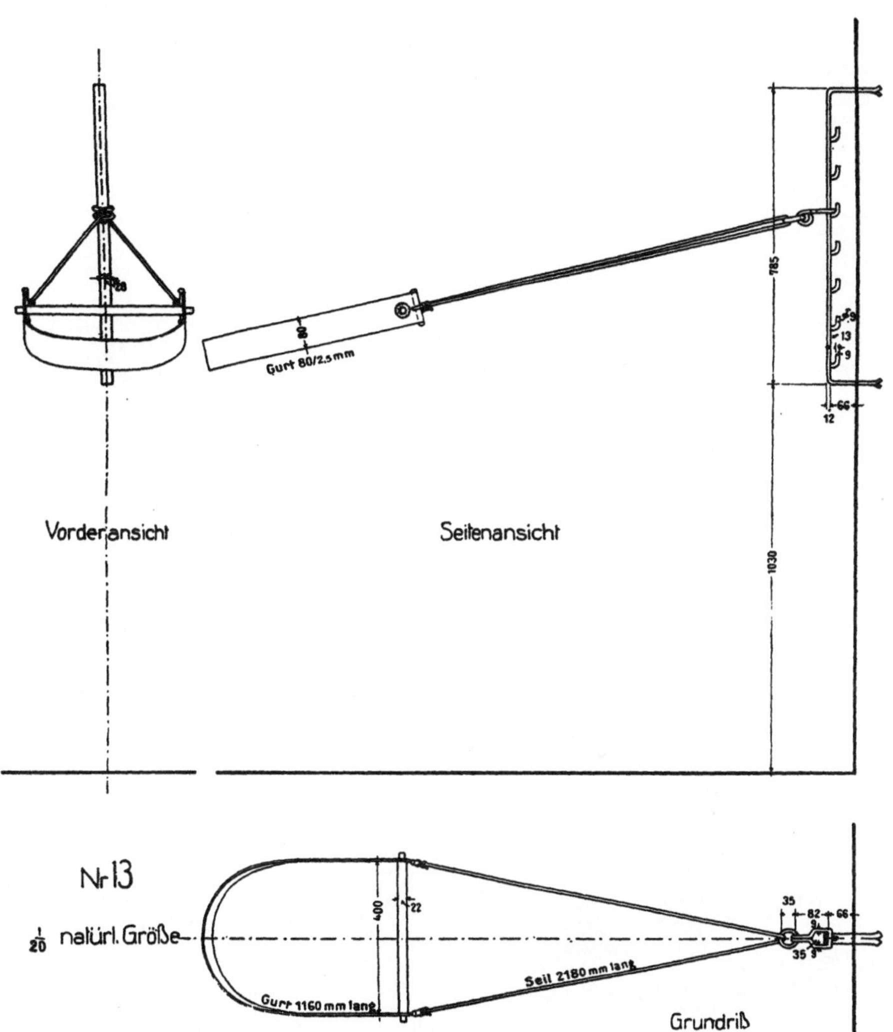
Gurt 80/2,5 mm
785
66
12
13
9
9
1030
Vorderansicht
Seitenansicht
Nr 13
natürl. Größe
1/20
400
22
35
82
66
35
3
Gurt 1160 mm lang
Seil 2180 mm lang
Grundriß

Nr. 14.

Pendelgerät

für

Ellenbogen-Schulter-Hüft-Übungen.

Ein Pendelgerät, welches mehrfachen Zwecken dient.

Ein schweres Pendel ist mit seiner Achse in einer kleinen Tischplatte aufgehängt. Das Pendel zeigt nach oben eine hackenförmige Verlängerung, in der ein Handgriff verschiebbar angeordnet ist. Diese Verlängerung schwingt oberhalb der Tischplatte in entgegengesetztem Sinne wie das Pendel unterhalb des Tisches. Das Pendel wird in Verbindung mit einem Liegetisch benutzt, der genau so hoch ist wie die Pendeltischplatte.

Nr. 14a.

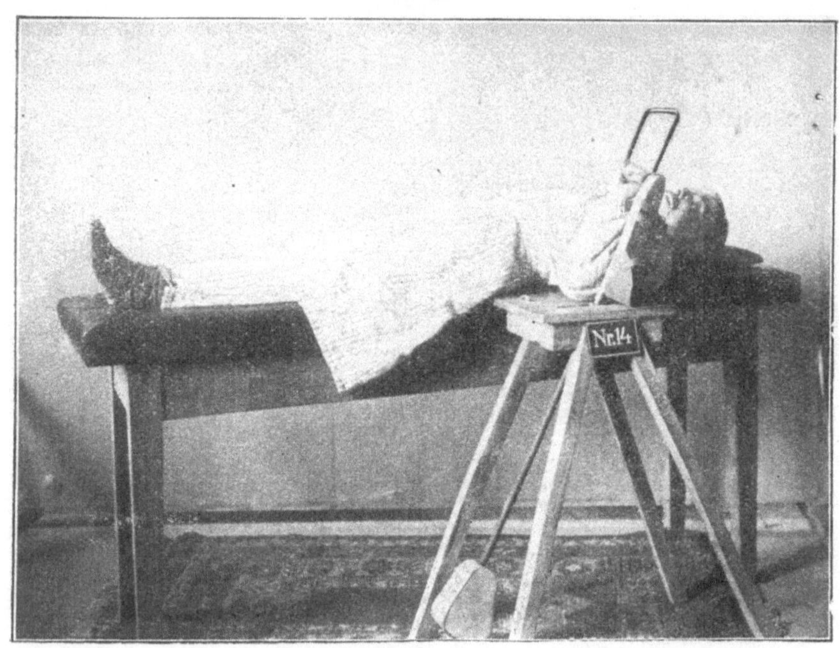

Benutzung.

a) **Ellenbogengelenkbewegung.** Der Kranke liegt auf dem Tisch, der Oberarm seitlich fest an den Rumpf gelegt. Das Pendel wird so neben den Kranken gestellt, daß die Achse des Pendels annähernd sich in der Höhe der queren Ellenbogengelenkachse befindet. Das Ellenbogengelenk wird rechtwinklig gebeugt, so daß die Hand nach oben steht und bequem den Handgriff umfassen kann. Die Schwingung des Pendels bewirkt dann Beuge- und Streckbewegungen des Ellenbogens. Bedingung: Rechtwinklige Beugung des Ellenbogens muß möglich sein.

b) **Schulterrollen.** Der Kranke liegt wie vorher auf dem Tische. Der Oberarm wird aber bei dieser Übung in einem rechten Winkel erhoben, der Pendeltisch in die Höhe des Schultergelenkes gestellt.

Nr. 14b.

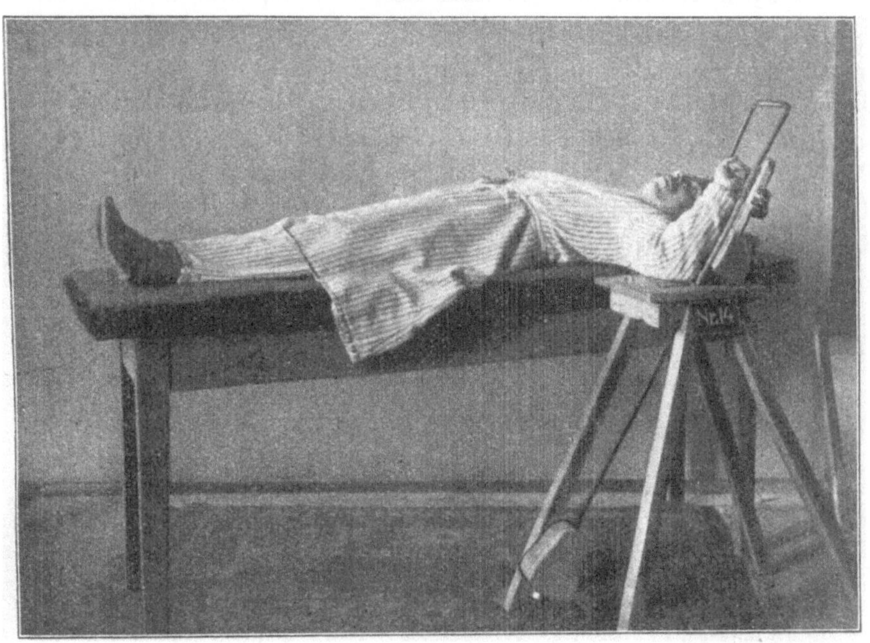

Nr. 14c.

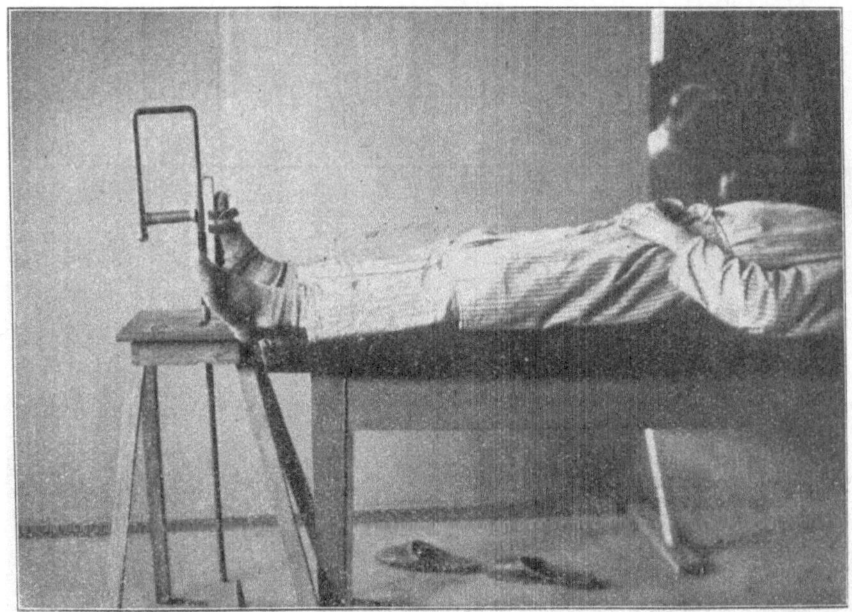

Umgreift die Hand bei rechtwinklig gebeugtem Ellenbogengelenk nun den Handgriff, so dient der Unterarm als Hebelarm, vermittelst dessen der Oberarm im Schultergelenk gedreht wird: Schulterrollen.

c) Hüftrollen. Der Kranke liegt auf dem Tische. Das Pendeltischchen wird mit der dem Handgriff abgewandten Seite an das Fußende gestellt. Für den Fuß des Kranken ist an dem Fortsatz der Pendelstange ein Schuh angebracht. Bei gestrecktem Bein bewirkt die Pendelbewegung nun Aus- bzw. Einwärtsdrehen der Fußspitze und damit zugleich Aus- und Einwärtsrollen des Oberschenkels im Hüftgelenk.

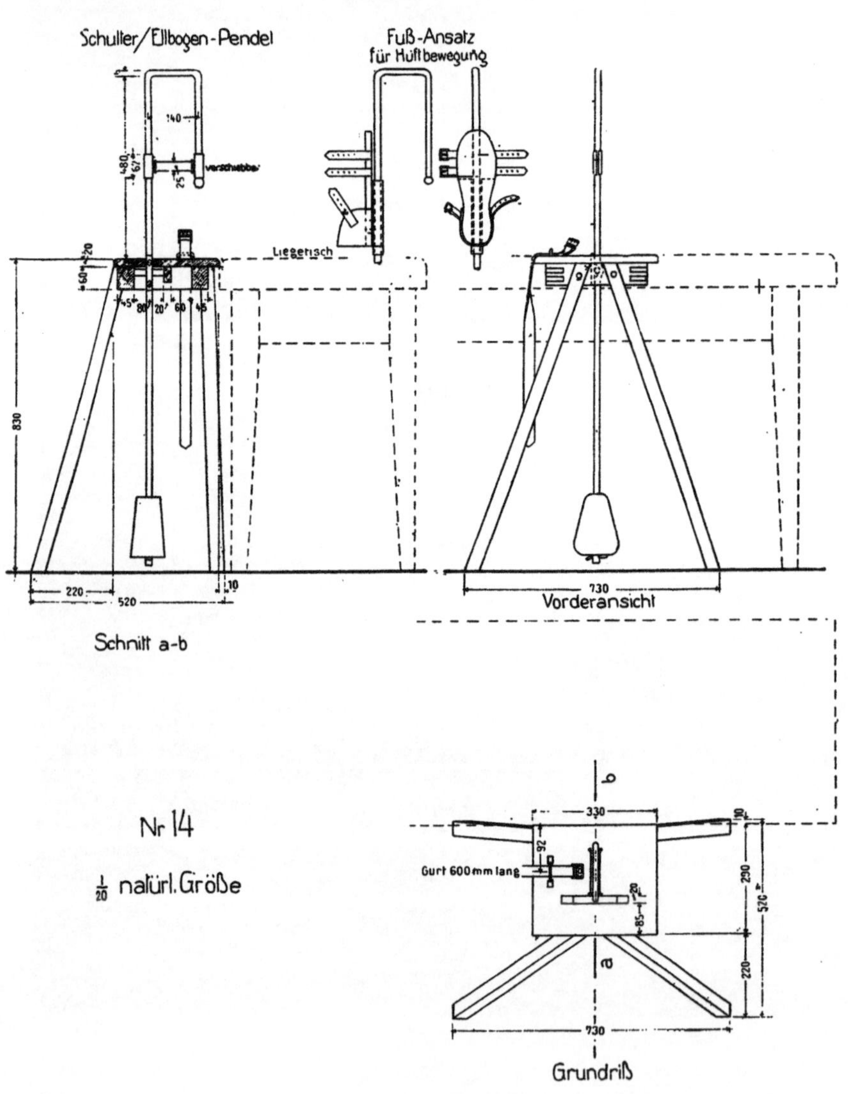

Stoffbedarf.

a) Liegetisch.

Holz: Platte   20 mm stark, 1,80 × 0,55 . . . . 1,00 qm
Zargen 15/150 mm, 2 × (1,60 + 0,50) . . . . . . 4,20 m
Beine   70/70   „   4 × 0,80 . . . . 3,20 m
Querlatten unter der Platte 25/50 mm, 2 × 0,50 . . 1,00 m

Eisen: Holzschrauben . . . . 20 Stück

Polster: Unterlage 6 cm stark . . . . 1 qm
Wachstuch 2,20 × 0,90 2   „
Befestigungsnägel . . . . nach Bedarf

b) Schulter-Ellbogenpendel.

Holz: Platte   20 mm stark, 0,30 m breit . . . . . . 0,35 m
Rahmen   45/60 mm, 4 × 0,30 . . . . 1,20 m
Versteifung 20/40   „   . . . . 0,25 m
Bock   36/36   „   2 × (0,95 + 0,90) . . . . 3,70 m
Handgriff . . . . 1 Stück

Eisen: Pendelstange, Durchm. 16 mm, 1,80
Achse   „   16 „   0,15 . . . . . . 1,95 m
Schelle 5/16 mm . . . . 0,10 m
Schieber . . . . 2 Stück
Griffachse, Durchm. 5 mm 1   „
Knopf 1   „
Gurtbügel 1   „
Mutterschrauben, Durchm. 4 mm, 50 mm lang . . 4   „
Holzschrauben 10   „
Vorstecker für Gewicht 1   „

Gewicht: Blechbüchse mit Sandfüllung 1   „
Gurt mit Schnalle 30 mm breit, 0,60 m lang 1   „

c) Fußansatz für Hüftbewegung.

Holz: Sohlbrett 15 mm stark . . . . 1 Stück

Eisen: Sohlbrettbefestigung aus Blech 1   „
Stützring 1   „
Holzschrauben 6   „

Leder: Fersenhalter . . . . 1 Stück
Riemen mit Schnalle 3   „
Befestigungsnägel . . . . nach Bedarf

Nr. 15.

Handrollen.

Ein ähnlich Nr. 12 für Rollung des Handgelenkes gebautes Gerät.

Der Unterarm ist auf einem Tischchen festgeschnallt, die übende Hand auf einem Handbrett, welches an einer Schmalseite des Tischchens auf einer durch ein Ringgelenk allseitig beweglichen Führungsstange befestigt ist. Das andere freie Ende der Führungsstange ruht in der Kurbel des gegenüber angeordneten Antriebes, der bei diesem Gerät durch ein kleines Schwungrad gebildet wird. Der Mittelpunkt des Antriebes liegt in der Höhe der Tischplatte, d. h. die Achse liegt

Nr. 15.

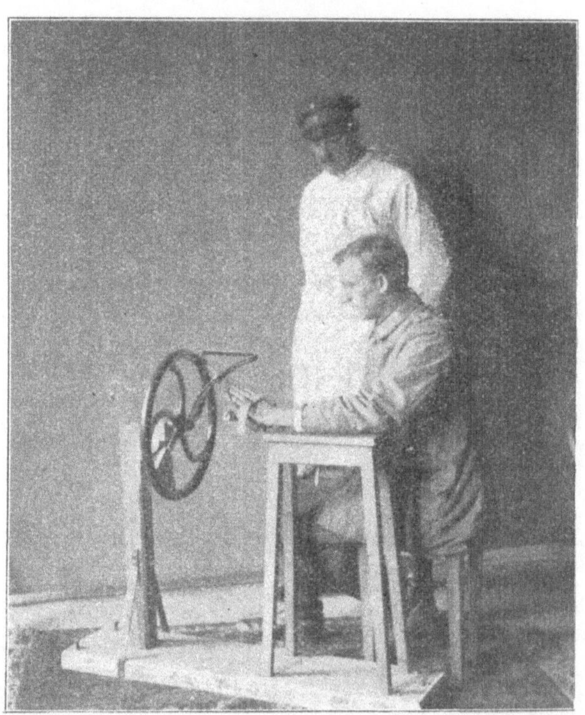

annähernd in der gleichen wagerechten Ebene wie die Tischplatte. Die Führungsstange kann in beliebigem Winkel zur Achse des Antriebes eingestellt werden, wobei der Scheitelpunkt im Ringgelenk liegt. Dadurch kann der Kreis, welchen die Fingerspitzen beschreiben, beliebig groß gewählt werden.

Um die Übungen auch mit geschlossener Faust ausführen zu können, ist das Handbrett um seine Längsachse drehbar und trägt auf der Rückseite einen queren, steigbügelartigen Handgriff, den der Kranke zum Üben umgreift.

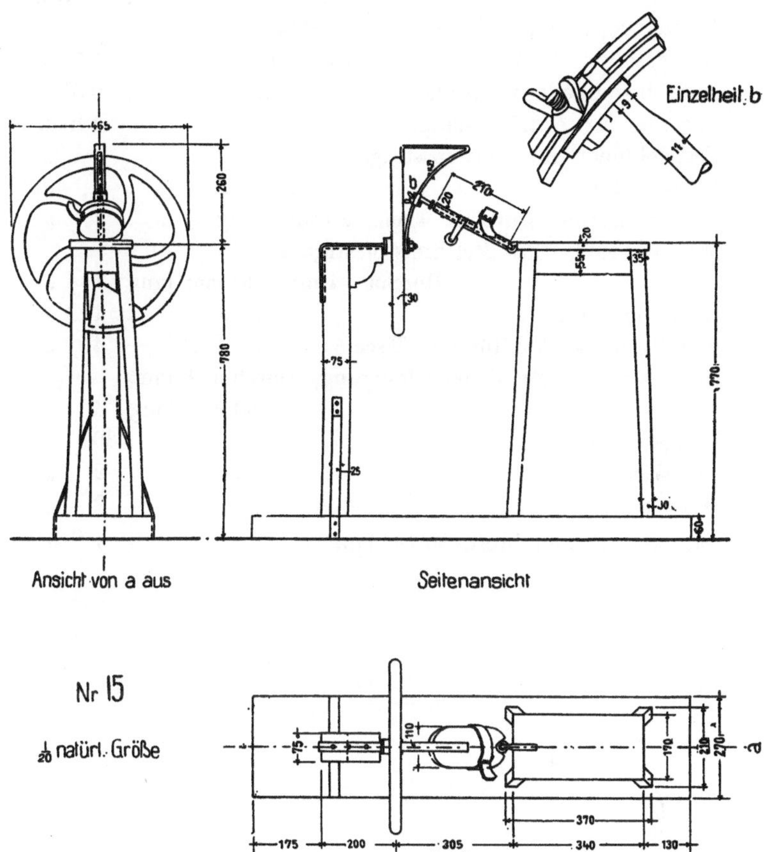

Stoffbedarf.

Holz:

Bodenbohle	50/270 mm	. . . .	1,15 m
Radstütze	75/75 „	. . . .	0,80 m
Konsol	. . . .	. . . .	1 Stück
Tischplatte	29/170 mm	. . . .	0,35 m
Zargen	15/55 „	$2 \times (0,35 + 0,20)$	1,10 m
Beine	35/35 „	$4 \times 0,75$	3,00 m
Handbrett	15/110 „	. . . .	0,25 m
Handgriff	. . . . . .	. . . .	1 Stück

Eisen: Schwungrad . . . . 1 Stück

Achse   8/25 mm . . . . 0,50 m

Versteifungen 5/22   „ $2 \times 0,40 = 0,80$

Stellkreis   5/22   „   0,70 . . . . . . 1,50 m

Antriebsstange mit Ansatz . . . . 0,35 m

Lageröse für Antriebsstange . . . . 1 Stück

Feststellblech für Antriebsstange . . . . 1 „

Flügelmutter . . . . 1 „

Mutterschraube, Durchm. 4 mm, 20 mm lang . . . 1 „

Mutterschraube für Stellkreisbefestigung,

                 Durchm. 4 mm, 40 mm lang 1 „

Handgriffbügel . . . . 1 „

Befestigungswinkel für den Tisch . . . . 4 „

Kopfschrauben für Bodenbefestigung, Durchm. 6 mm,

                        80 mm lang 4 „

Holzschrauben . . . . 30 „

Unterlagsscheiben . . . . 2 „

Muttern . . . . 2 „

Gurt mit Schnalle 25 mm breit, 25 cm lang . . . . 1 Stück

Nr. 16.

Tretgerät: „Stummes Fahrrad".

Ein Fahrradgestell mit Sattel und Hinterrad ist auf einem genügend starken Bock aufgehängt. Die Aufhängung (nicht Abstützung) ist aus Gründen der Stabilität von Wichtigkeit.

Hinter dem Rade ist ein Bremsbock angebracht mit einem Hebel, welcher an der dem Rade zugekehrten Seite einen auf diesem schleifenden Bremsklotz, am anderen Arm ein Laufgewicht trägt. Durch Verschieben des letzteren kann die Bremswirkung in weiten Grenzen auf das Genaueste abgemessen werden.

Nr. 16.

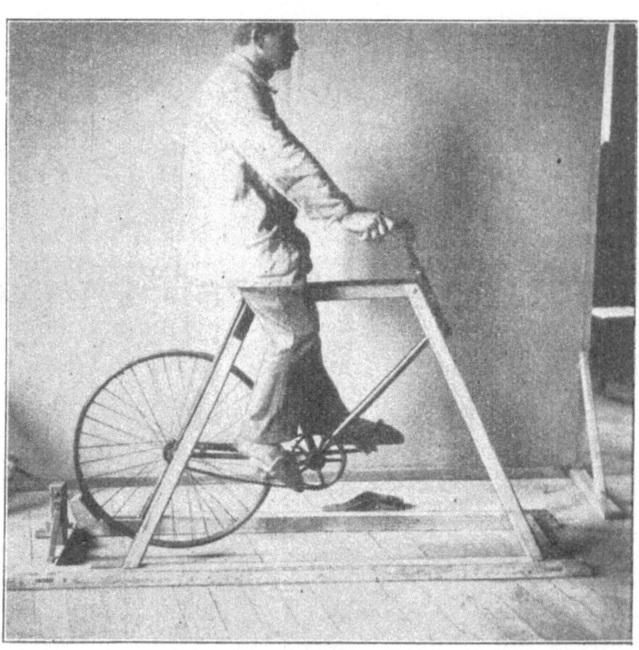

Stoffbedarf.

Holz: Rahmen 50/50 mm 2 × 1,90 = 3,80 m
       „   50/50 „ 2 × 0,60 = 1,20 m . . . . . 5,00 m
   Bock   45/45 „ 4 × 1,00 = 4.00 m
      „   45/45 „   0,70 m
   Bremsstütze 45/45 mm   0,30 m . . . . . . 5,00 m
   Bremsklotz . . . . 1 Stück
   Pedalbretter . . . . 2 „ .

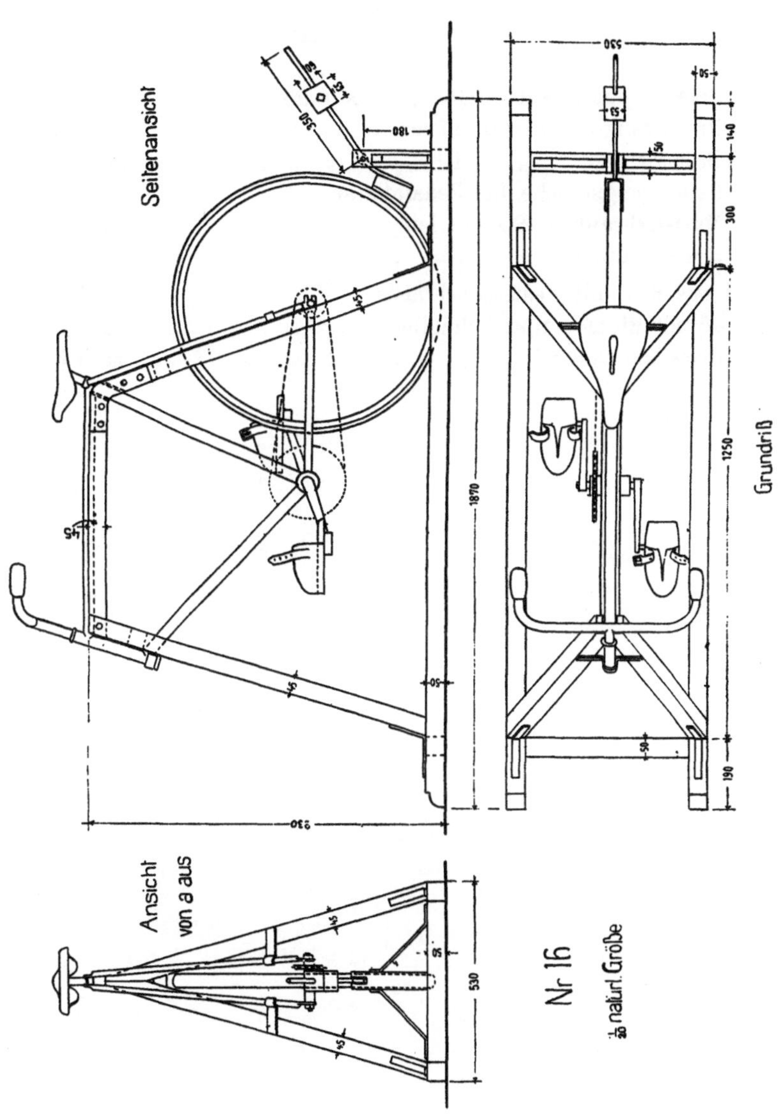

Seitenansicht
Ansicht von a aus
Grundriß
Nr 16
1/20 natürl. Größe

Eisen: Fahrrad ohne Vorderrad . . . . 1 Stück
Radkranz, Durchm. 35/9 mm . . . . 2,20 m
Befestigungswinkel 4/20 „   4 × 0,20 = 0,80 m
                                       2 × 0,30 = 0,60 m
Befestigungsschellen 4/20 „   2 × 0,10 = 0,20 m
                                                 0,20 m . 1,80 m
Befestigungswinkel   6/45 „ 2 × 0,25 . . . . . . 0,50 m
Bremsstange, Durchm. 17 mm . . . . 0,50 m
Bremsachse,   „   10 „ . . . . 0,05 m
Befestigungsbleche für Pedalbretter . . . . . . 4 Stück
Mutterschrauben, 80 mm lang . . . . 1 „
Holzschrauben . . . . 50 „
Gewicht aus Blei mit Feststellschraube . . . . . . 1 Stück
Fußhalter mit Riemen und Schnallen . . . . 2 „
Befestigungsnägel . . . . nach Bedarf

Nr. 17.

Fußbeugen.

Das Gerät dient zum aktiven Fußbeugen unter Widerstand.

Der Unterschenkel ruht auf einem Schemel, welcher an der dem Kranken abgewandten Schmalseite einen, um eine hinter der Ferse angebrachte Querachse in sagittaler Ebene beweglichen Schuh trägt. Zu beiden Seiten des Schuhes ist in der Gegend der Zehen je ein Zug angebracht, der über Rollen an der inneren und äußeren Seite des

Nr. 17.

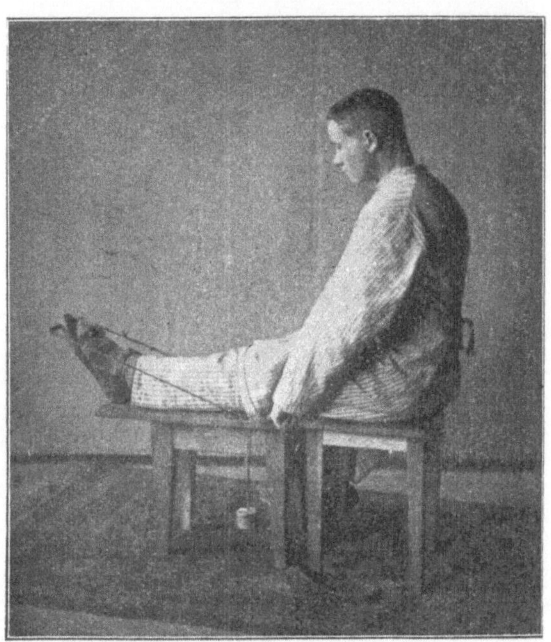

Unterschenkels nach dem, dem Kranken zugewandten Rande des Schemels geleitet wird und je ein Gewicht trägt. Die Gewichte sind derart ausgebildet, daß sie durch Auflegen gelochter Metallscheiben beliebig geregelt werden können. Die Gewichte ziehen den Fuß in dorsale Streckung. Der Kranke überwindet den Widerstand durch Fußbeugung.

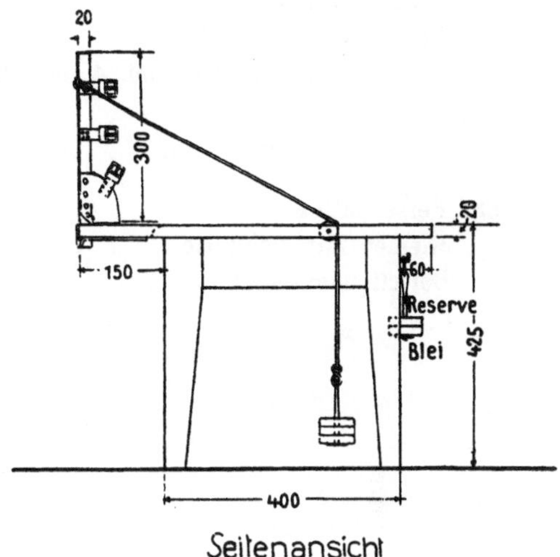

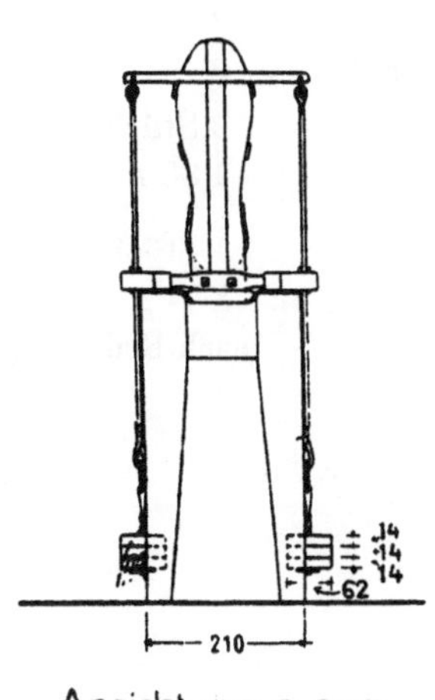

Nr 17

$\frac{1}{15}$ natürl. Größe

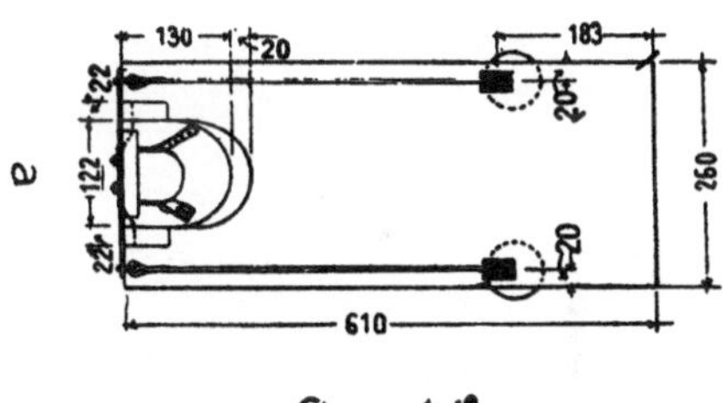

Stoffbedarf.

Holz:	Platte	20/260 mm	. . . .	0,65 m
	Zargen	15/90 „	$2 \times (0,20 + 0,40)$	1,20 m
	Beine	60/60 „	$4 \times 0,45$	1,80 m
	Sohlbrett		. . . .	1 Stück
Eisen:	Achse, Durchm. 11 mm		. . . . , . . .	0,20 m
	Anschlagbügel	4/16 mm	. . . .	0,35 m
	Sohlbrettbefestigung	4/20 „	. . . .	0,35 m
	Aufhängeisen	4/11 „	. . . .	0,30 m
	Lagerbleche		. . . .	2 Stück
	8-Haken		. . . .	5 „
	⌐-Haken		. . . .	1

Gewichthalter ⊥ . . . . 3 Stück
Befestigungswinkel 35 mm breit . . . . 2 „
Holzschrauben . . . . 20 „
Rollen, Durchm. 30 mm . . . . 2 „
Mutterschrauben, Durchm. 4 mm, 25 mm lang . . . 2 „

Gewichte aus Blei . . . . 8 Stück
Seile, Durchm. 3 mm, 2 × 0,90 . . . . 1,80 m

Leder: Fersenhalter . . . . 1 Stück
Riemen mit Schnalle . . . . 3 „
Befestigungsnägel . . . . nach Bedarf

Nr. 18.

Heißluftdusche.

Ein Gerät zur Anwendung heißer Luft nach Art der Bierschen Heißluftdusche.

Nr. 18.

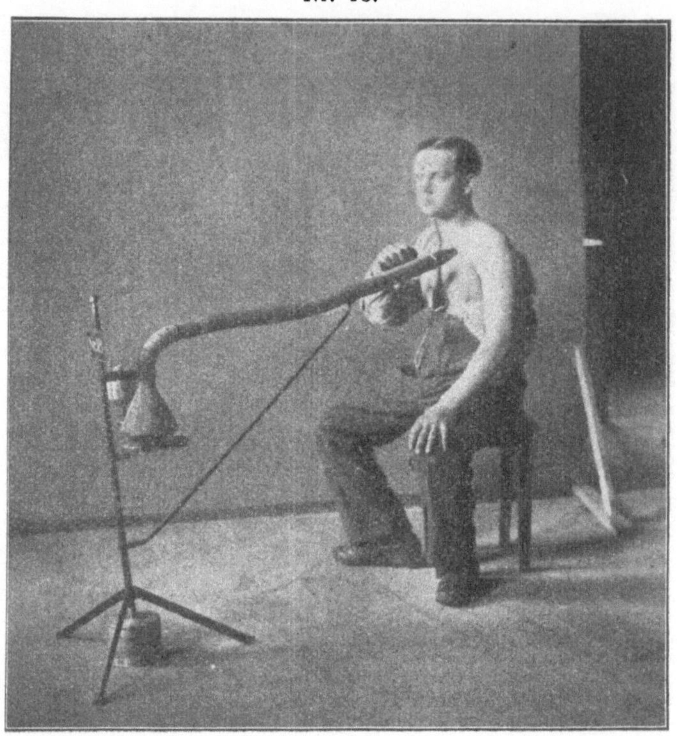

Stoffbedarf.

Eisen: Stange, Durchm. 17 mm		0,95 m
Knopf		1 Stück
Fußplatten 5 mm stark		3 „
Beine 5/22 mm, 3 × 0,40		1,20 m
Schellen 4/20 „ 3 × 0,10 = 0,30		
Heizkörperhalter 4/20 „ 0,30 . . .		0,60 m
Rohrhalter 4/25		0,40 m
Schlauchstütze, Durchm. 9 mm		1,00 m
„ Bügel 4/25 mm		0,15 m
Heizkörperplatte 2 mm stark		1 Stück
Trichter		1 „

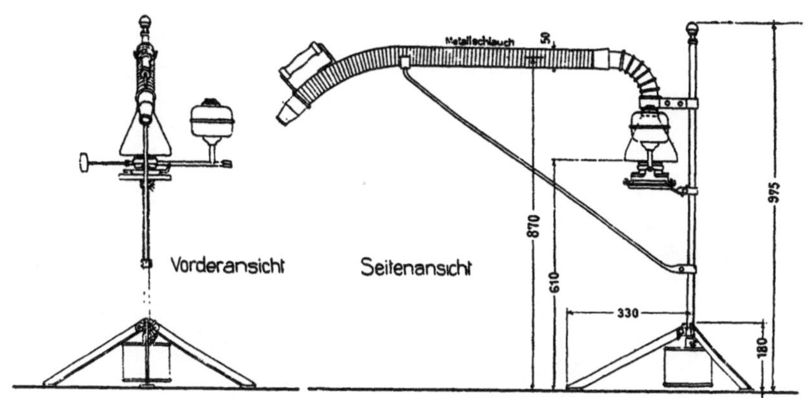

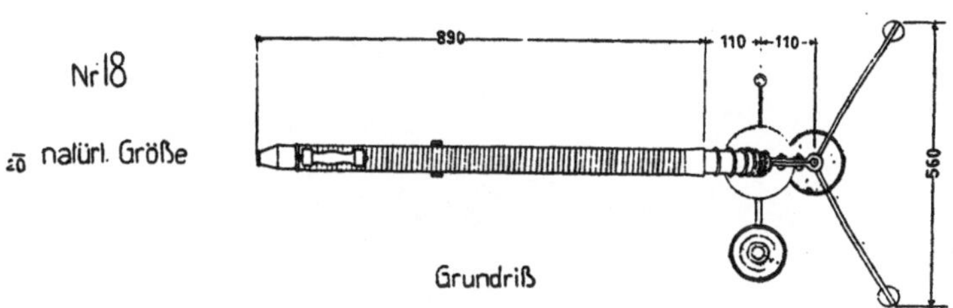

Bogenrohr,	Durchm. 50 mm	. .	0,25 m
Metallschlauch,	„ 50 „	. .	0,90 m
Muffe	. .	. .	1 Stück
Mundstück	. .	. .	1 „
Handgriffbügel,	Durchm. 5 mm	. .	0,35 m
Mutterschrauben,	„ 4 „ 10 mm lang	. . .	3 Stück
Bolzen mit Flügelmuttern,	Durchm. 4 mm, 10 mm lang		4 „
Nieten, Durchm. 3 mm	. .	. .	2 „
Gewicht: Blechbüchse mit Sandfüllung		. .	1 Stück
Vorstecker	. .	. .	1 „
Heizkörper	. .	. .	1 Stück
Holzgriff	. .	. .	1 „

Nr. 19.

Handheizen.

Ein Heißluftkasten für gleichzeitiges Heizen von 4 Händen.
Die heiße Luft streicht vermittelst eines doppelten Bodens unter dem Heizraum hindurch, bevor sie in das Innere eintritt.

Nr. 19.

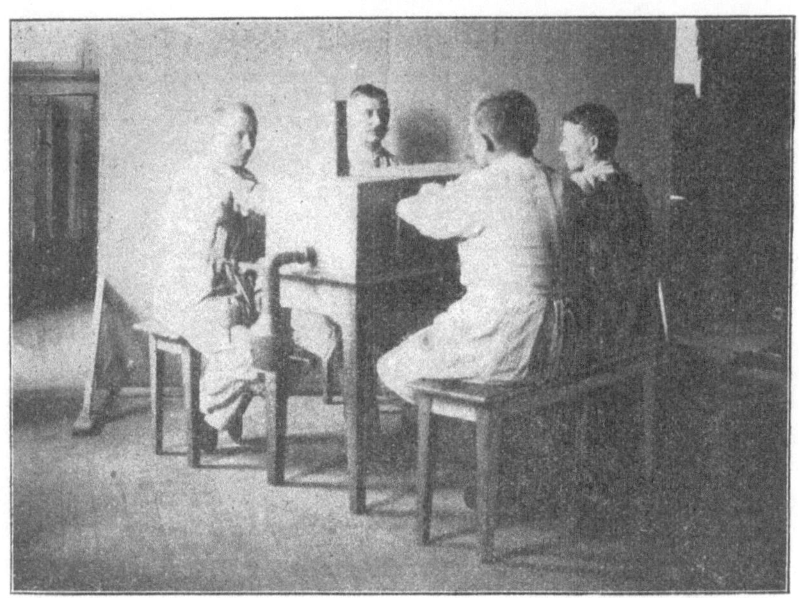

Stoffbedarf.

Holz: Tischplatte 15 mm stark, 1,15 $\times$ 0,55 . . . . . . 0,65 qm

Zargen   15/80   „   2 $\times$ (1,00 + 0,40) . . . . . . 2,80 m

Beine   70/70   „   4 $\times$ 0,80 . . . . 3,20 m

Kastenwände und Decke 2 $\times$ 22 mm stark,
    2 $\times$ [(2 $\times$ 0,45 $\times$ 0,30) + (2 $\times$ 1,00 $\times$ 0,30) +
    (1,00 $\times$ 0,45)] . . . . 2,70 qm

Dichtungsleisten $\triangle$ 15 mm, 2 $\times$ (1,00 + 0,45) . . 2,90 m

Verschlußdeckel   35   „   stark . . . . 4 Stück

Auflagenleisten   15/20   „   2 $\times$ 0,90 . . . . . . 1,80 m

Deckleisten   8/20   „   2 $\times$ 0,80 . . . . . . 1,60 m

Leistenbelag   12/20   „   30 $\times$ 0,35 . . . . . . 11,00 m

Schutzleiste   15/25   „ . . . . 0,35 m

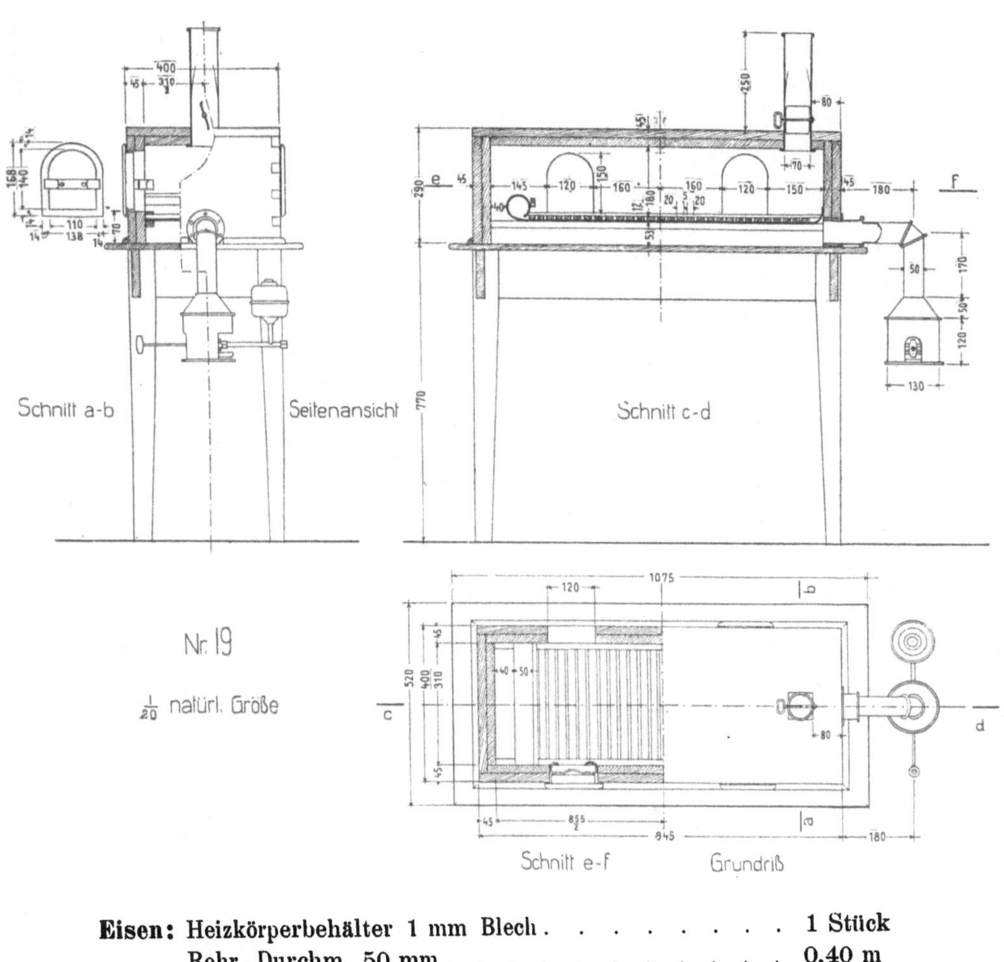

Eisen: Heizkörperbehälter 1 mm Blech . . . . 1 Stück

Rohr, Durchm. 50 mm . . . . 0,40 m

„ „ 60 „ . . . . 0,15 m

Rohrhülse . . . . 1 Stück

Heizblech 1 mm Blech, 1,00 × 0,35 . . . . . . 0,35 qm

Entlüftungsrohr, Quadratdurchm. 70 mm . . . . . 0,35 m

Verschlußklappe mit Griff . . . . 1 Stück

Verschlußfedern ⌣⌣ (Stahl) . . . . 4 „

Wärmemesserhülse . . . . 1 „

Holzschrauben . . . . 60 „

Nägel . . . . nach Bedarf

Heizkörper . . . . 1 Stück

Wärmemesser . . . . 1 „

Nr. 20.
Fußheizen.

Ein Heißluftkasten für gleichzeitiges Heizen von 6 Füßen.

Die heiße Luft streicht vermittelst eines doppelten Bodens unter dem Heizraum hindurch, bevor sie in das Innere eintritt.

Nr. 20.

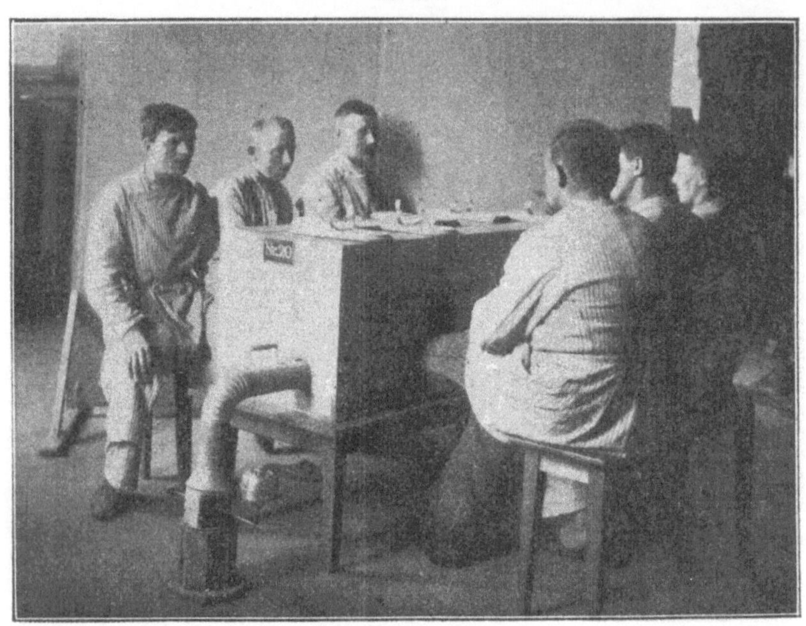

Stoffbedarf.

Holz: Tischplatte 20 mm stark, 1,45 × 0,65 . . . . 1,00 qm
Zargen 15/80 „ 2 × (1,30 + 0,50) . . . . . . 3,60 m
Beine 60/60 „ 4 × 0,45 . . . . 1.80 m
Kastenwände und Decke 20 mm stark, 2 × (1,30 ×
0,55 + 0,55 × 0,55) + 1,30 × 0,55 2,75 qm
Kastenwände und Decke 10 mm stark, 2 × (1,30 ×
0,55 + 0,55 × 0,55) + 1,30 × 0,55 2,75 qm
Dichtungsleisten ⊿ 15 mm, 2 × (1,35 + 0,55) . . 3.80 m
Verschlußdeckel 35 „ stark . . . . 6 Stück
Auflagerleisten 15/20 „ 2 × 1,25 . . . . 2,50 m
Deckleisten 8/20 „ 2 × 1,10 . . . . 2,20 m
Leistenbelag 12/20 „ 40 × 0,50 . . . . . . 20,00 m
Heizkörperuntersatz . . . . 1 Stück

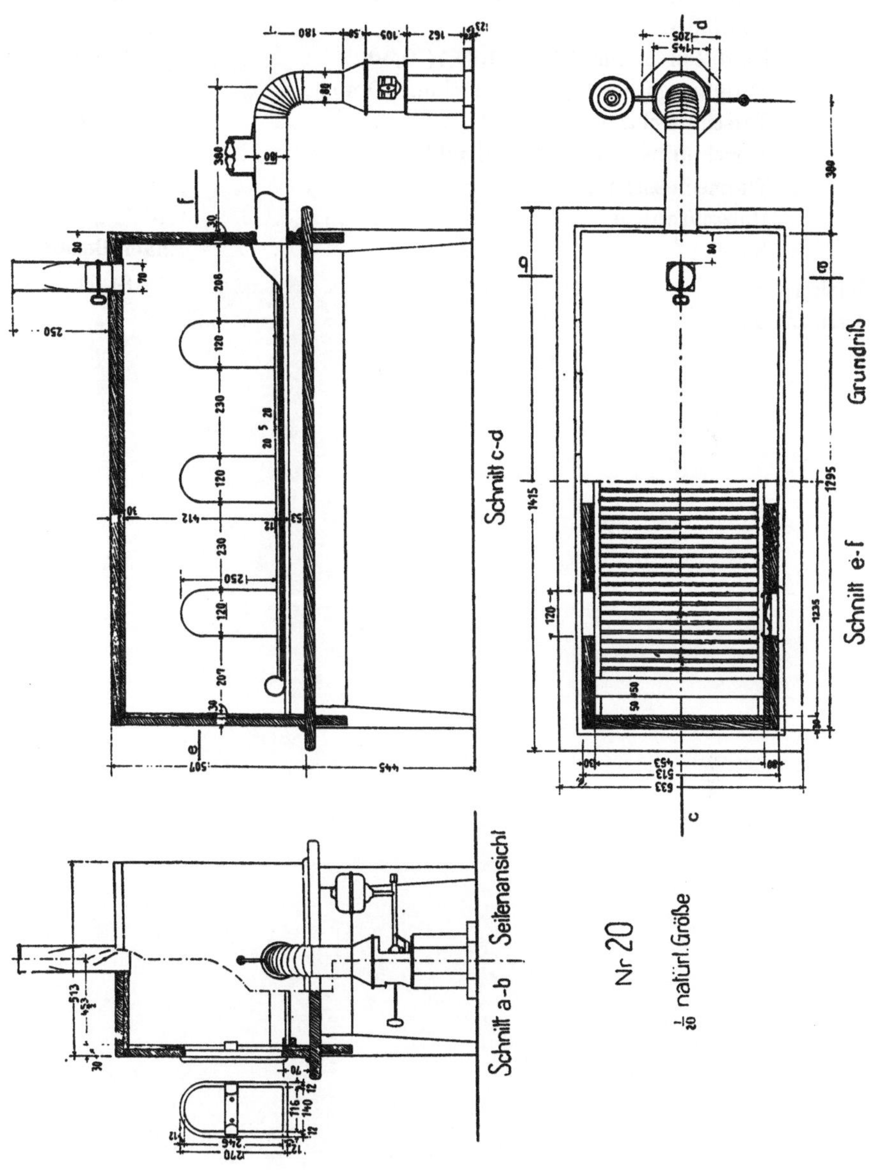
Schnitt c-d
Schnitt a-b : Seitenansicht
Grundriß
Schnitt e-f
Nr 20
1/20 natürl. Größe

Eisen: Heizkörperbehälter . . . . 1 Stück
Rohr,   Durchm. 80 mm . . . . 0,50 m
Rohrkrümmer,   „   80   „ . . . . 1 Stück
Rohrhülse,   „   85   „ 1   „
Heizblech 1 mm Blech, $1,30 \times 0,50$ . . . . 0,65 qm
Entlüftungsrohr, Quadratdurchm. 70 mm . . . . . 0,35 m
Verschlußklappe mit Griff . . . . 1 Stück
Verschlußfedern ⌣⌢⌣ (Stahl) 6   „
Wärmemesserhülsen 2   „
Holzschrauben 70   „
Nägel . . . . nach Bedarf

Heizkörper . . . . 1 Stück
Wärmemesser 2   „

Nr. 21.

Kniestrecken.

Das Gerät dient hauptsächlich der passiven Streckung des Knie-
gelenkes. Ferner für Streck- und Beugeübungen.

Es besteht aus einem Liegetisch (wie bei Nr. 14) und einem gleich
hohen Schlittengerät. Letzteres stellt einen langen, schmalen Rahmen
dar, auf welchem der Schlitten mit einem Schuh zur Aufnahme des
Fußes in zwei Schienen läuft. Von der Sohlenseite des Schlittens
läuft eine Schnur über eine Rolle am Fußende und endet in ein
Gewicht.

Nr. 21.

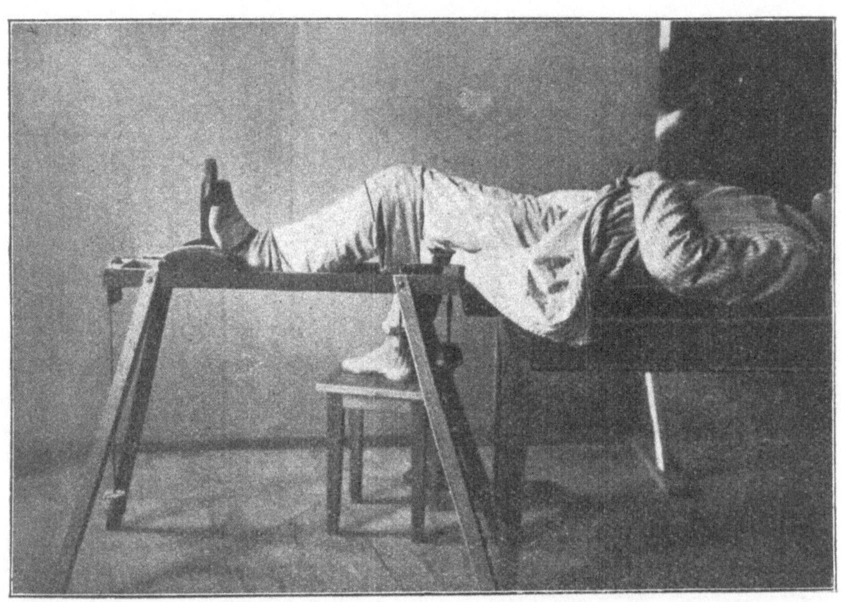

Zur Übung liegt der Kranke auf dem Tisch, mit dem Becken
nahe der einen Schmalseite. Das gesunde Bein wird rechtwinklig
gebeugt auf einen Schemel aufgestützt. Das zu behandelnde Bein
wird in das Schlittengerät eingebracht. Der Fuß ist fest im Schuh
eingeschnallt. Durch Regelung des Gewichtes kann ein beliebig starker
Zug im Sinne der Streckung ausgeübt werden, bzw. bei Beugeübungen
ein beliebiger Widerstand eingeschaltet werden.

Verstärkt wird die Wirkung zur passiven Streckung durch einen
mittelst einer Kniekappe wirkenden Gewichtszug nach unten.

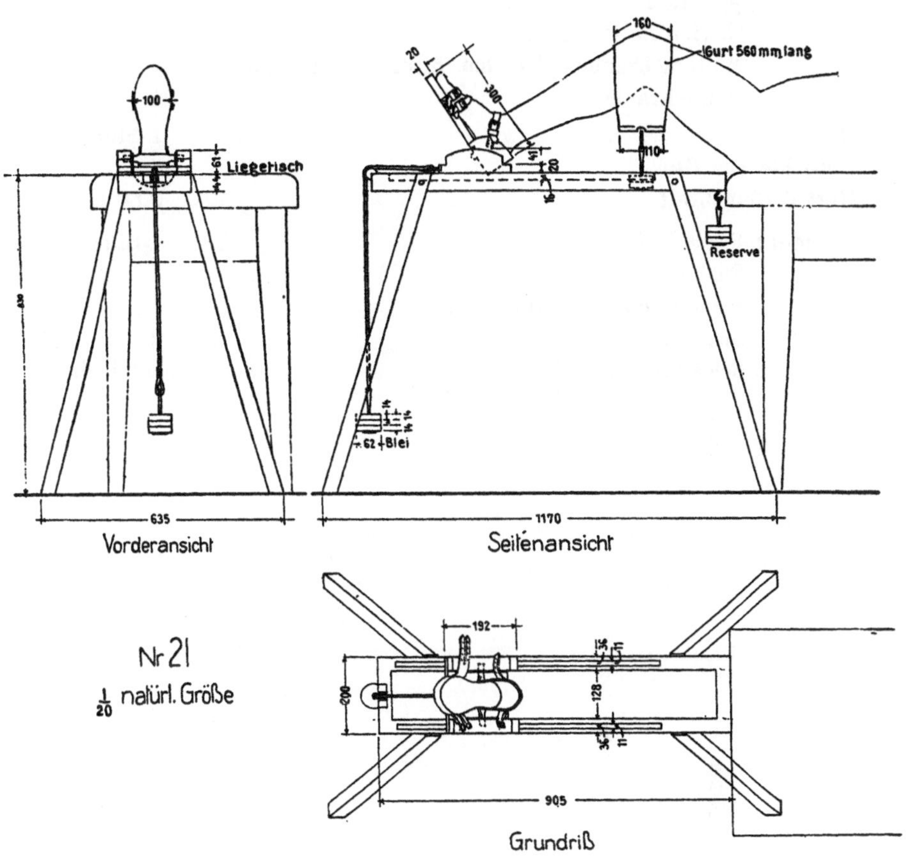

Stoffbedarf.

a) Liegetisch wie bei Nr. 14.

b) Holz: Rahmen 35/44 mm, $2 \times (0,95 + 0,25)$ . . . . 2,40 m

Bock   35/35   „ $4 \times 0,95$ . . . . 3,80 m

Schlitten 36/80   „ $2 \times 0,20$ . . . . 0,40 m

Sohlbrett   20   „   stark . . , ... 1 Stück

Eisen: Achse 5/20 mm . . . . 0,20 m

Versteifungsblech am Schlitten 1 mm stark,

                                               0,15 m breit   0,30 m

Zugsprosse   „   „ 4/11   „   . . . . 0,25 m

Ringschraube   „   „   . . . . 1 Stück

Rollenlager 2   „

Drahtbügel am Gurt, Durchm. 3 mm . . . . 0,15 m
8-Haken . . . . 2 Stück
 ᴊ-Haken . . . . 1 „
Gewichthalter _ . . . . 2 „
Mutterschrauben, Durchm. 5 mm, 45 mm lang . . 4 „
Holzschrauben . . . . 20 „
Rollen . . . . 1 Stück
Gewichte aus Blei . . . . 6 „
Gurt 0,16 m breit . . . . 0,60 m

Leder: Fersenhalter . . . . 1 Stück
Fußhalter . . . . 1 „
Riemen mit Schnallen . . . . 1 „
Schnallen . . . . 2 „
Befestigungsnägel . . . . nach Bedarf

Nr. 22.

Schulterpendel.

Ein schweres Pendel trägt in der Verlängerung seiner Achse einen Rahmen in Form etwa eines Posaunenrohres. Zwischen den Schenkeln des Rahmens läuft ein querer Handgriff verschieblich. Die in der Verlängerung der Pendelachse liegende Schmalseite ist durch ein bewegliches, zur Unterstützung der Schulter dienendes Bogenstück geschlossen. Pendel und Rahmen schwingen in gleichem Sinne, können aber durch Feststellen des Pendels in beliebiger Stellung auf der Achse derart angeordnet werden, daß sie einen mehr oder weniger großen Winkel mit einander bilden, dessen Scheitelpunkt die gemeinsame Achse

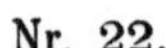

Nr. 22.

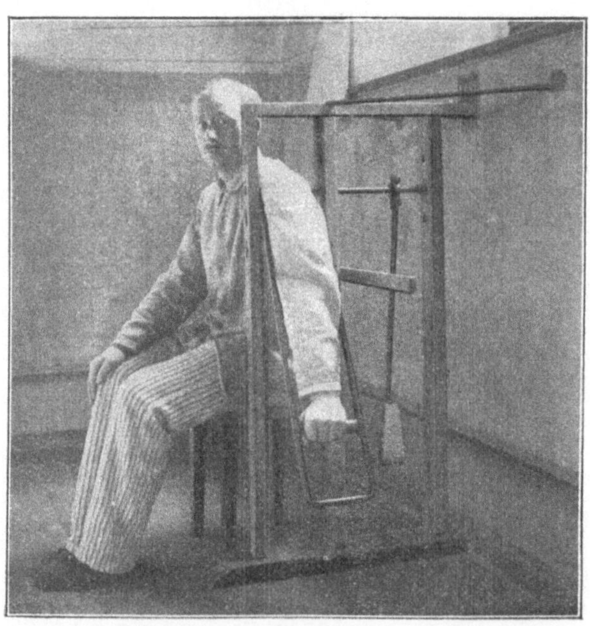

ist. Die Verstellbarkeit des Pendels auf der Achse gestattet es auch, daß der Apparat für rechts und links gebraucht werden kann. Der Rahmen wird nach Lösung der das Pendel feststellenden Mutter einfach nach der entgegengesetzten Seite durchgeschwungen und nun die Schraube bei gewünschter Stellung wieder angezogen.

Um die Schulter in passende Höhe zur Größe des Kranken zu bringen, kann das Pendel in vier verschiedenen Höhen in das Gestell eingehängt werden. Genauere Einstellung wird durch Erhöhung oder Erniedrigung des Sitzes erreicht.

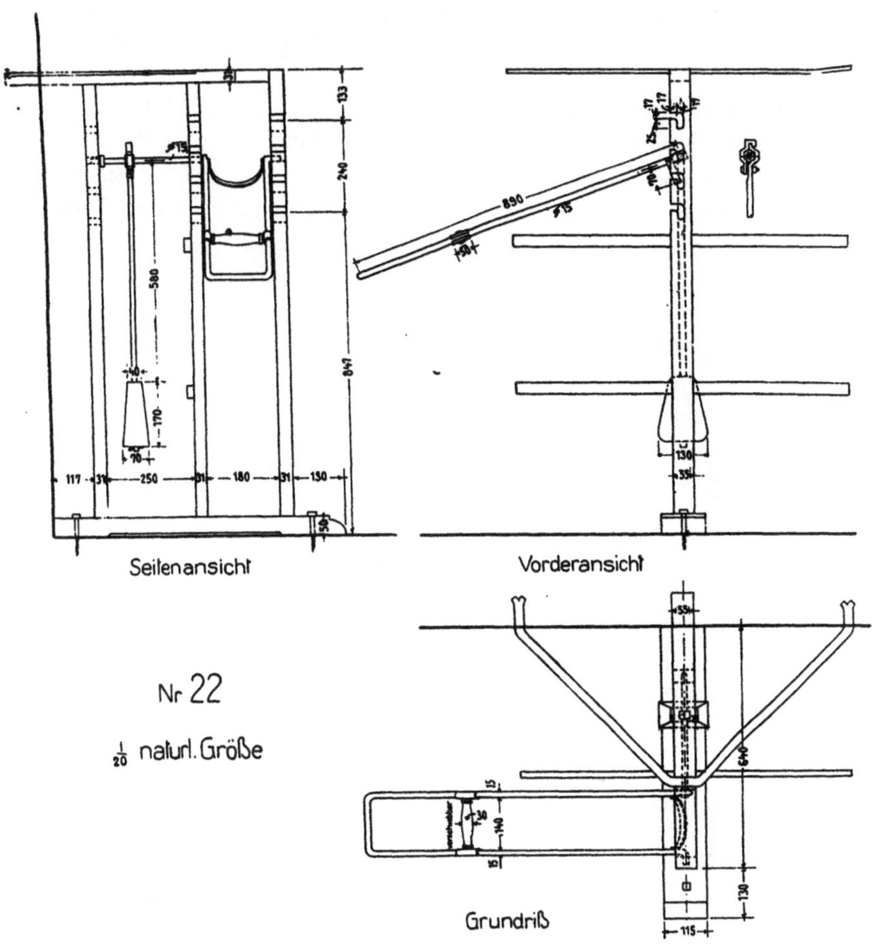

Stoffbedarf.

Holz: Wandgerüst 31/65 mm, 3 × 1,30 + 0,80 . . . . . 4,70 m
Schwelle 50/115 „ . . . . 0,80 m
Latten 20/30 „ 2 × 0,90 . . . . 1,80 m
Handgriff . . . . 1 Stück

Eisen: Wandbefestigung 5/22 mm . . . . 1,50 m
Bügel, Durchm. 15 mm, 2,10
Achse mit Führungring, „ 15 „ 0,55
Pendelstange, „ 15 „ 0,85 . . 3,50 m
Schelle 5/15 „ 0,15
Achselbügel 5/15 „ 0,25 . . 0,40 m

<pre>
Schieberhülsen . . . . 2 Stück
Griffachse,   Durchm. 3 mm . . . . 0,20 m
Mutterschraube,   „   4 „   15 mm lang . . . 1 Stück
Vorstecker für Gewicht 1   „
Holzschrauben 6   „
Kopfschrauben, Durchm. 5 mm, 80 mm lang . . . 2   „
</pre>
Gewicht aus Blei . . . . 1 Stück
Gips oder Zement . . . . nach Bedarf

Nr. 23.

Gerät für passive Ellenbogen-Beugung und -Streckung.

Das Gerät besteht aus einem langen, schmalen Tisch, dessen Platte derart geteilt ist, daß auf dem einen Teil der Oberarm, auf dem anderen der Unterarm festgelegt werden kann. Beide Teile sind gepolstert, durch Gelenkbänder verbunden und tragen an der Stelle des Ellenbogengelenkes einen entsprechenden Ausschnitt. Das Glied wird mittelst Riemen festgeschnallt.

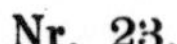

Nr. 23.

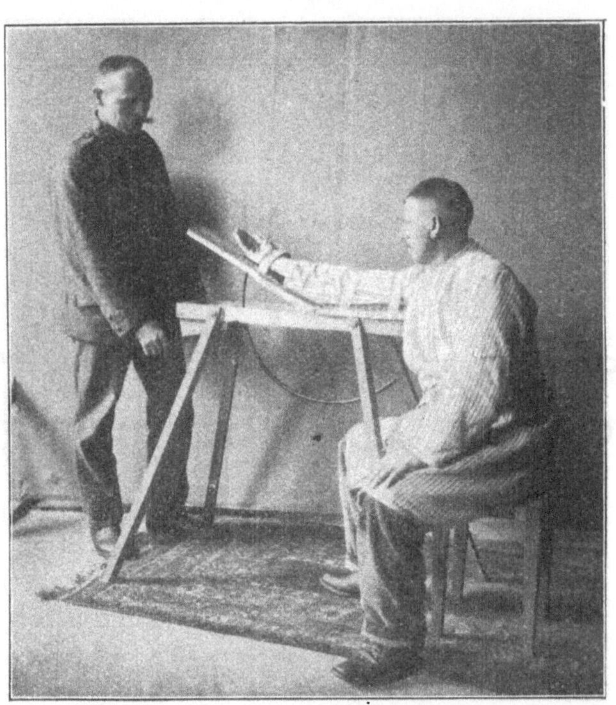

Die Oberarmplatte ist fest, während die Unterarmplatte in den Gelenkbändern in jeden Winkel bis 180° verstellbar ist. Die Verstellung der Unterarmplatte geschieht durch eine lange halbkreisförmig gebogene Schraubenspindel, die wiederum mit Hilfe von Kegelrädern durch eine Kurbel betätigt wird. Das Gerät dient zur ganz allmählichen, aber gewaltsamen Beugung bzw. Streckung zwecks Überwindung von Ellenbogenversteifungen.

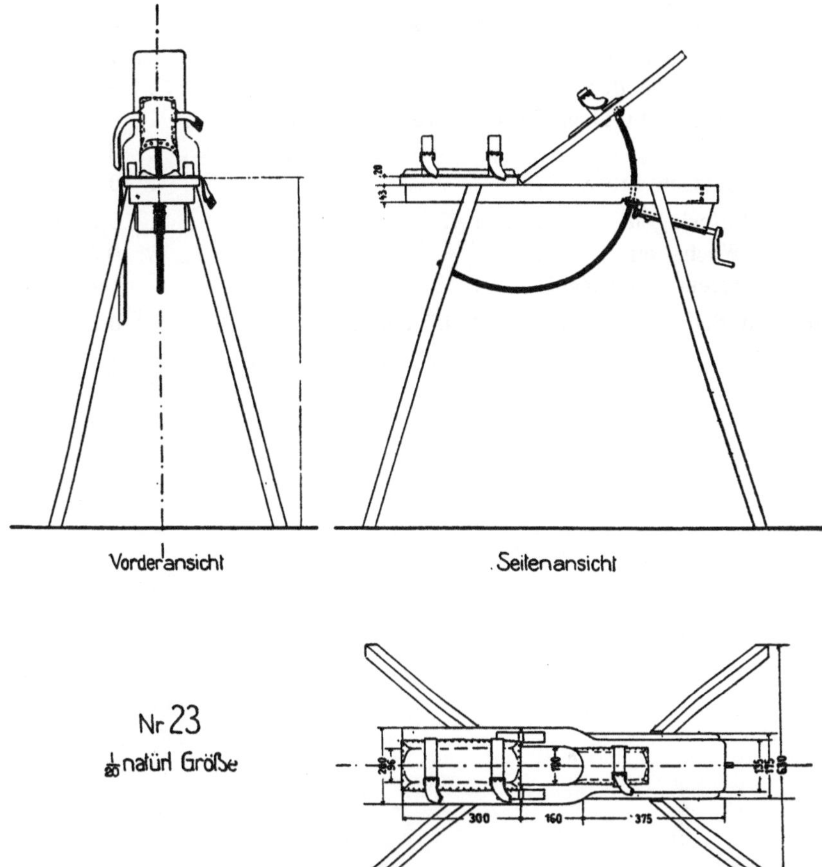

Stoffbedarf.

Holz: Oberarmbrett 21/200 mm, 0,35

Unterarmbrett	21/200	„	0,60	1,00 m
Rahmen	35/43	„	2 × (0,85 + 0,20) . . .	2,10 m
Bock	35/35	„	4 × 1,00	4,00 m
Kurbelknagge			. . . .	1 Stück

Eisen: Antriebskreis (Gewinde), Durchm. 11 mm . . . . 1,00 m

Antriebsbefestigung 4/20 mm	0,10 m
Zahnräder	2 Stück
Scheibe mit Gewinde	1 „
Lagerplatte 5/50 mm	0,20 m

Kurbelstange, Durchm. 14 mm . . . . 0,30 m
Kurbel . . . . 1 Stück
Befestigungsblech 1 mm stark, 15 cm breit . . . . 0,20 m
Knaggenwinkel . . . . 1 Stück
Gelenkbänder . . . . 2 „
Mutterschrauben, Durchm. 40 mm, 50 mm lang . . 4 „
    „   „ 30 „ 50 „ „ . . 2 „
Holzschrauben . . . . 40 „
Polster: Unterlagen . . . . 0,15 qm
    Wachstuch . . . . 0,20 „
    Befestigungsnägel . . . . nach Bedarf
Gurte mit Schnallen 25 mm breit, 65 cm lang . . . . . 3 Stück

Nr. 24.

Fingerspreizgerät.

Das Gerät ist für passive Spreizung bestimmt. Auf einem Tischchen sind 4 Hebel nebeneinander angebracht, die um die Endpunkte der einen Seite in einer wagerechten Ebene drehbar sind. Die beiden äußeren Hebel sind länger als die inneren und endigen in eine Öse. Jeder der Hebel trägt eine Fingerhülse, die auf dem Hebel in der Längsachse verschieblich ist und außerdem leicht mit einer anderen ausgewechselt werden kann, durch einfaches Aufschieben. Es wird dadurch erreicht, daß das Gerät für lange oder kurze Finger, sowie für rechte oder linke Hand in wenigen Sekunden passend gemacht werden kann. Jeder der beiden äußeren Hebel ist mit seinem Nachbar, dem nebenliegenden kürzeren (inneren) Hebelarm durch eine Kette verbunden, die durch ein einfaches Umhaken länger oder kürzer gestellt werden kann. Zieht man nun den längeren Hebelarm nach außen, so spannt sich zunächst die Kette und nimmt dann den inneren Hebelarm mit. Man kann daher die Entfernung, in welcher der innere Hebelarm folgen soll, durch Verlängern oder Verkürzen der Kette beliebig regeln.

Die Seitenbewegung der äußeren Hebel wird durch eine Stöpselung gehemmt, welche in eine kreisförmige unter den Hebeln liegende Laufschiene eingreift. Die Ösen am Ende der äußeren Hebelarme

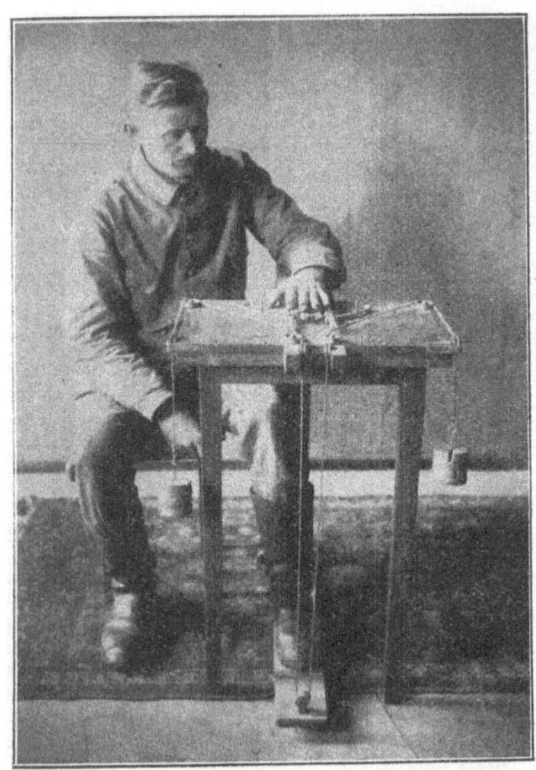

Nr. 24 a.

sind nun mit je 2 Schnüren versehen. Eine derselben geht an die Seitenkante des Übungstisches, wird hier über 2 Rollen geleitet und trägt ein Gewicht. Dieser Zug bewirkt eine Seitwärtsbewegung der Hebel jeder Seite.

Die andere Schnur geht an die dem Gerät gerade gegenüberliegende Tischkante und wird von dort mittelst Rollen an ein Trittbrett geleitet. Dieser Zug bewirkt eine Bewegung der Hebel nach innen: konvergierend.

Der Vorgang beim Gebrauch ist nun folgender: Die Gewichte ziehen selbsttätig die langen Hebel nach außen. Sobald die Ketten gespannt sind, folgen auch die inneren Hebel in derselben Richtung und diese Bewegung wird gehemmt, sobald die äußeren Hebel an der Stöpselhemmung anlangen: Äußerster Grad der Spreizung. Tritt man nun auf das Trittbrett. so wird dadurch die Wirkung des Gewichtzuges aufgehoben. Die äußeren Hebel werden nach innen gezogen,

Nr. 24 b.

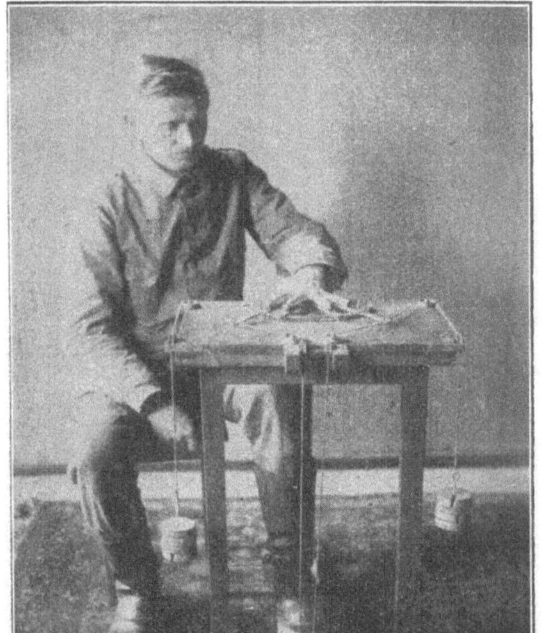

nehmen die inneren Hebel mit und gelangen schließlich in die Ausgangsstellung, einer neben dem anderen zurück. Läßt man nun das Trittbrett los, so treten die Gewichte wieder in Wirkung und dasselbe Spiel wiederholt sich.

Die Ungleichheiten der Seitwärtsbewegungen, infolge deren verschiedene Schnuranteile beansprucht werden, sind durch die Wirkung einer auf dem Trittbrett angebrachten Rolle ausgeglichen. Dieselbe dient dazu, die verschiedene Belastung beider Seiten auszugleichen.

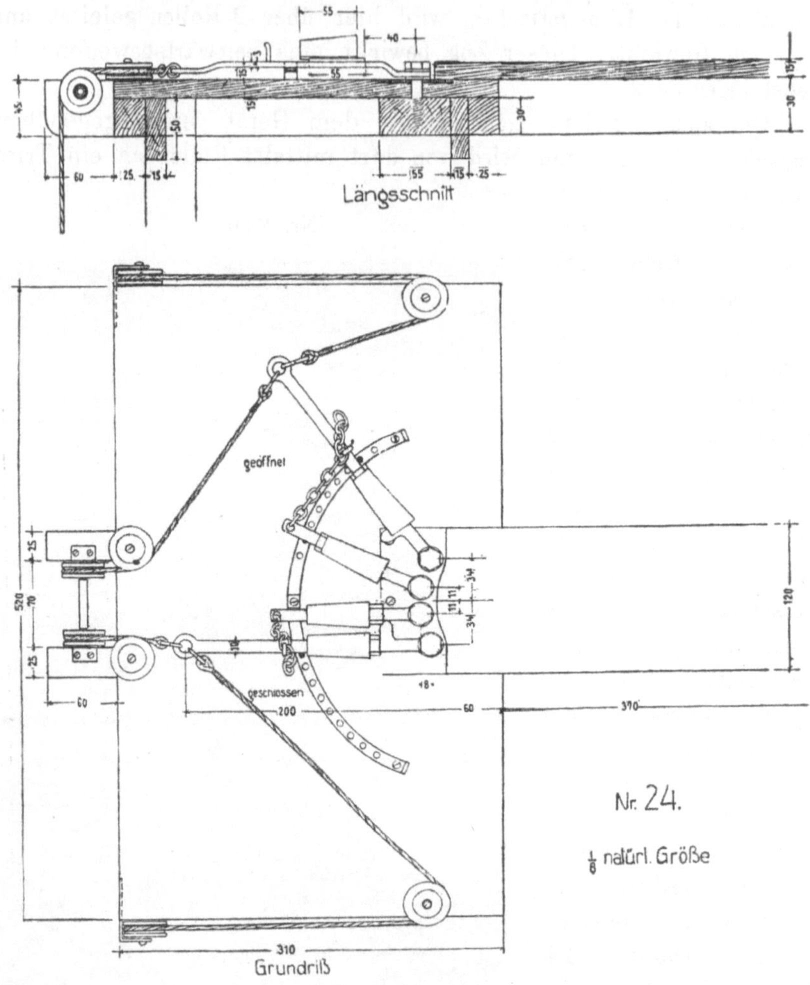

Stoffbedarf.

Holz:
Platte		15 mm stark, 0,35 × 0,55	0,20 qm
Armauflage	15/120	„	0,45 m
Rahmen	25/30	„ 2 × 0,55 + 2 × 0,35 . . .	1,80 m
Zargen	15/50	„ 0,45 + 2 × 0,25	1,00 m
Rahmen	25/45	„ 2 × 0,80	1,60 m
Beine	40/40	„ 4 × 0,85	3,40 m
Stützenbefestigung	40 mm stark	. . . .	1 Stück
Stützenfuß	40 „	„	1 „
Trittbrett	20/110	„	0,70 m

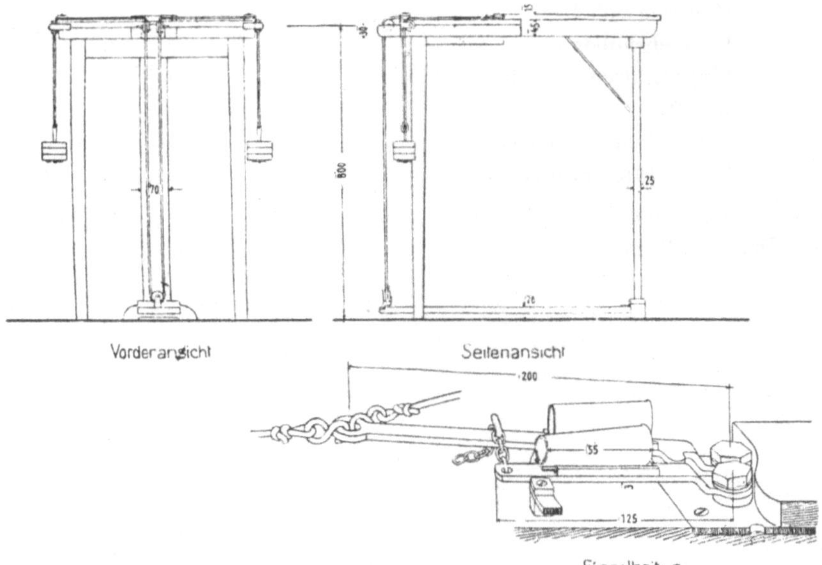

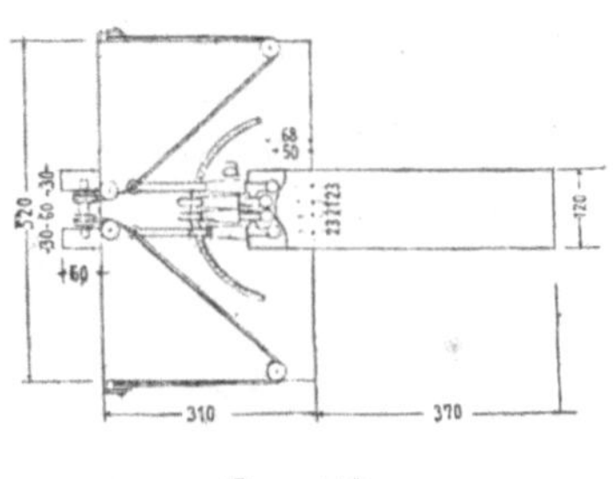

Nr 24

$\frac{1}{20}$ natürl. Größe

Grundriß.

Eisen: Fingerstangen 3/10 mm, $2 \times 0,15 + 2 \times 0,25 = 0,80$

<table>
<tr><td>Gleitschiene   3/10 „   0,45 . . . .</td><td>1,25 m</td></tr>
<tr><td>Unterlagsstück . . . .</td><td>3 Stück</td></tr>
<tr><td>Lagerplatte 3 mm stark . . . .</td><td>1 „</td></tr>
<tr><td>Rollenwinkel . . . .</td><td>2 „</td></tr>
<tr><td>Rollenhalter am Trittbrett . . . .</td><td>1 „</td></tr>
<tr><td>Rollenachse, Durchm. 3 mm . . . .</td><td>1 „</td></tr>
<tr><td>Zwischenring . . . .</td><td>1 „</td></tr>
<tr><td>Ketten 10 cm lang . . . .</td><td>2 „</td></tr>
<tr><td>8-Haken . . . .</td><td>4 „</td></tr>
<tr><td>Gewichthalter ⊥ . . . .</td><td>2 „</td></tr>
</table>

7*

Gelenkbänder . . . . 2 Stück
Kopfschrauben, Durchm. 6 mm, 6 cm lang . . . . 4 „
Unterlagsscheiben . . . . 8 „
Holzschrauben . . . . 40 „
Fingerhülsen mit Halter . . . . , . 4 „
Rollen . . . . 9 „
Versteifung 4/11 mm . . . . 0,45 m
Befestigungswinkel . . . . 1 Stück

Gewichte aus Blei . . . . 6 Stück
Seil, Durchm. 3 mm . . . . 3,50 m

Nr. 25.

Fingerspreizbrett.

Das Gerät ist für passive Fingerspreizung bestimmt. Wirkungs-
weise ähnlich dem Gara'schen Spreizkeil.

Auf einem nach Art eines Zeichenbrettes konstruierten Tischchen
finden sich 4, zur Aufnahme je einer Fingerkuppe bestimmte Füh-
rungen, die an der dem Kranken zugewandten Seite nebeneinander

Nr. 25.

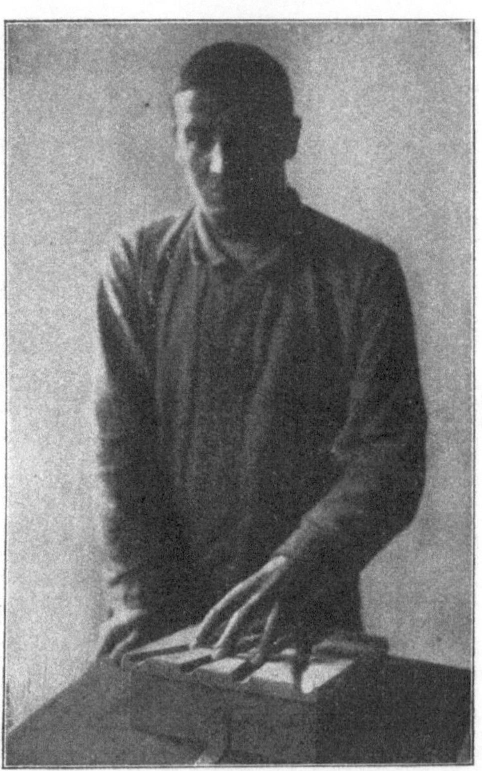

liegen, sich nach der gegenüberliegenden Seite zu aber strahlenförmig
von einander entfernen.

Zur Übung steht oder sitzt der Kranke vor dem Tischchen. Er
legt die Spitzen seiner Finger in je eine der Rillen und schiebt nun
unter leichtem Druck seine Hand nach vorn. Die Finger folgen dem
Verlauf der Kanäle und werden dadurch von einander abgespreizt.

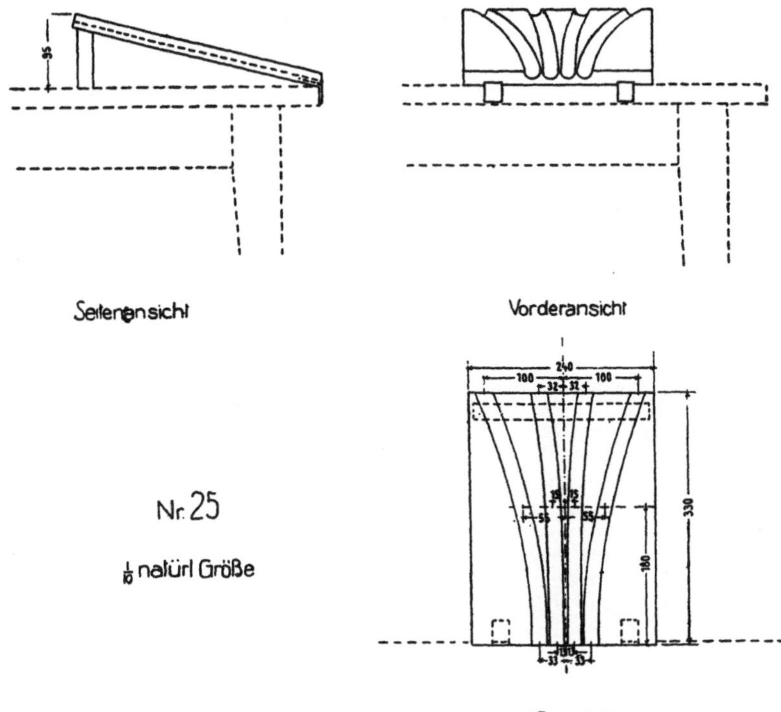

Stoffbedarf.

a) Tisch.

Holz: Platte   20 mm stark, 0,50 × 0,50 . . . . 0,25 qm
       Zargen 15/50 „   „   0 × 0,45 . . . . 1,80 m
       Beine   30/30 „   4 × 0,80 . . . . 3,20 m
Eisen: Holzschrauben . . . . 10 Stück

b) Übungsbrett.

Holz: 15 mm stark, 25 cm breit . . . . 0,35 m
       Stütze 20 mm stark, 9 cm breit . . . . 0,25 m
Eisen: Winkel 3/22 mm, 2 × 0,10 + 0,30 . . . . . . 0,50 m
       Holzschrauben . . . . 10 Stück

Nr. 26.
Fingerbeugung.

Das Gerät dient der rein passiven Fingerbeugung. Der Gedanke, welcher der Bauart zu Grunde liegt, ist der, die Beugung in annähernd derselben Weise zu bewerkstelligen, wie dies durch die vom Handrücken aus angreifende Hand eines Masseurs geschehen würde.

Nr. 26a.

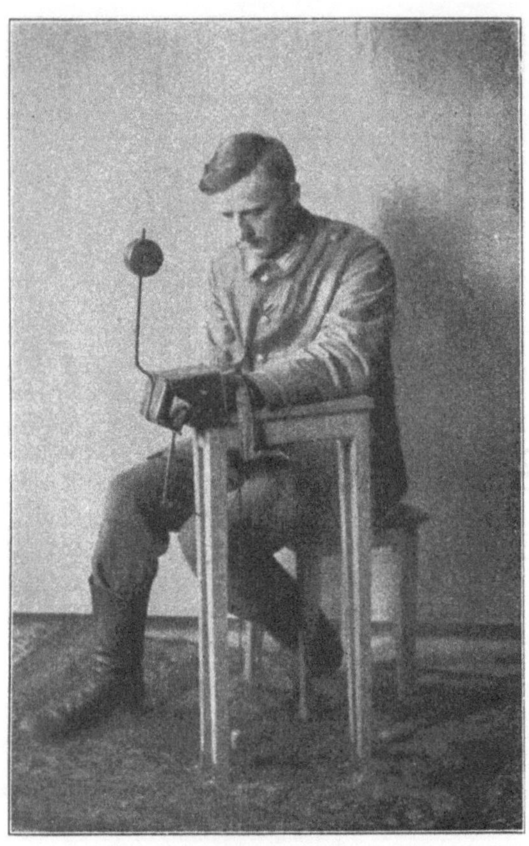

Ein langes, schmales Tischchen, welches als Lager für den Unterarm dient, trägt an seinem einen Ende eine eiserne Brücke, unter welcher die zu behandelnde Hand derart gelagert wird, daß der Ballen auf der Tischkante aufliegt. An dem distalen Rande der Brücke ist eine annähernd rechtwinklig über die Fläche gebogene Klappe (Nr. 1) durch Gelenkbänder befestigt. An dem freien Ende dieser Klappe ist eine zweite (Nr. 2) kürzere und gerade Platte durch Gelenkbänder befestigt. Das Ende dieser Platte ist nach innen leicht hakenförmig umgebogen.

Klappe Nr. 1 wird durch einen mit veränderlichem Gewicht versehenen und passend gehemmten Hebel derart in Ruhestellung gehalten, daß der längere Anteil wagerecht in der Verlängerung der Brückenplatte steht, der abgebogene annähernd senkrecht. Der Hebel wirkt im Sinne der Dorsalflexion.

Klappe Nr. 2 hängt in der Ruhestellung senkrecht vom Ende der Klappe Nr. 1 herab. Sie ist ebenfalls mit einem Hebelarm versehen, der durch Schnurzug mittelst Drehung einer Rolle betätigt wird und dann im Sinne der Volarflexion wirkt.

Befindet sich das Gerät in Ruhestellung und betätigt man nun den Hebel an Platte Nr. 2, so wird dieselbe in ihrem Gelenkband zunächst soweit als möglich im Sinne der Volarflexion gebeugt. Ist eine weitere Beugung hier nicht mehr möglich, so folgt schließlich auch Klappe Nr. 1 im Sinne der Beugung, sobald der Zug am Hebelarm stark genug ist, um den Gegenzug des im Sinne der Streckung wirkenden Hebelgewichtes an Platte Nr. 1 zu überwinden.

Um sich die Wirkungsweise des Geräts klar zu machen, teilt man dasselbe zweckmäßig so ein, daß man sich die Brückenplattform den Mittelhandknochen entsprechend denkt; Klappe Nr. 1 Grund- und Mittelphalanx: wagerechten bzw. senkrechten Teil, und Klappe Nr. 2 Endphalanx. Bringt man die Hand in das in Ruhestellung befindliche Gerät so, daß die Fingerspitzen leicht in der durch Umbiegung von Platte Nr. 2 gebildeten Rinne ruhen und betätigt nun den Hebel durch Drehen der Schnurrolle, so werden zunächst Mittel- und

Nr. 26 b.

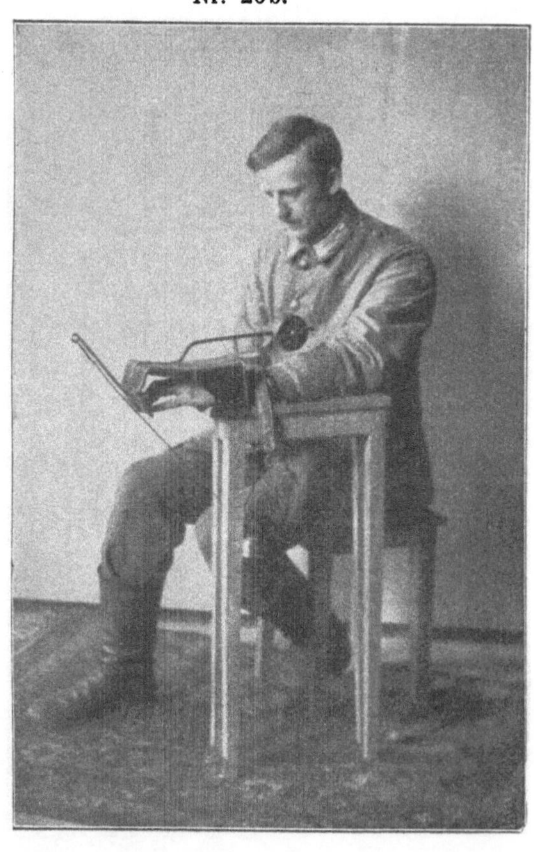

Endgelenke soweit als möglich gebeugt, während die Grundphalanx an den wagerechten Teil von Klappe 1 angepreßt wird. Sobald eine weitere Beugung der Mittel- und Endgelenke nicht mehr möglich ist, tritt bei weiterem Andrehen der Kurbel nun auch Klappe Nr. 1 in Tätigkeit und beugt die Grundgelenke. Die Kraft, welche zur Beugung der Mittel- und Endgelenke aufgewandt wird, ist also annähernd so groß wie die Wirkung des an Klappe Nr. 1 angebrachten Hebelgewichtes, kann mithin, da das Gewicht als Laufgewicht ausgebildet ist, sehr genau bemessen werden. Die Gesamtkraft, welche schließlich zur gewaltsamen Beugung aller 3 Fingergelenke aufgewendet wird, hängt ab von der Kraft, mit welcher die Kurbel der Schnurrolle betätigt wird, kann demnach sehr bedeutend sein, ohne doch roh zu wirken. Diejenigen Teile des Geräts, welche einen Druck auf Knochen und Gelenke ausüben müssen, sind leicht gepolstert.

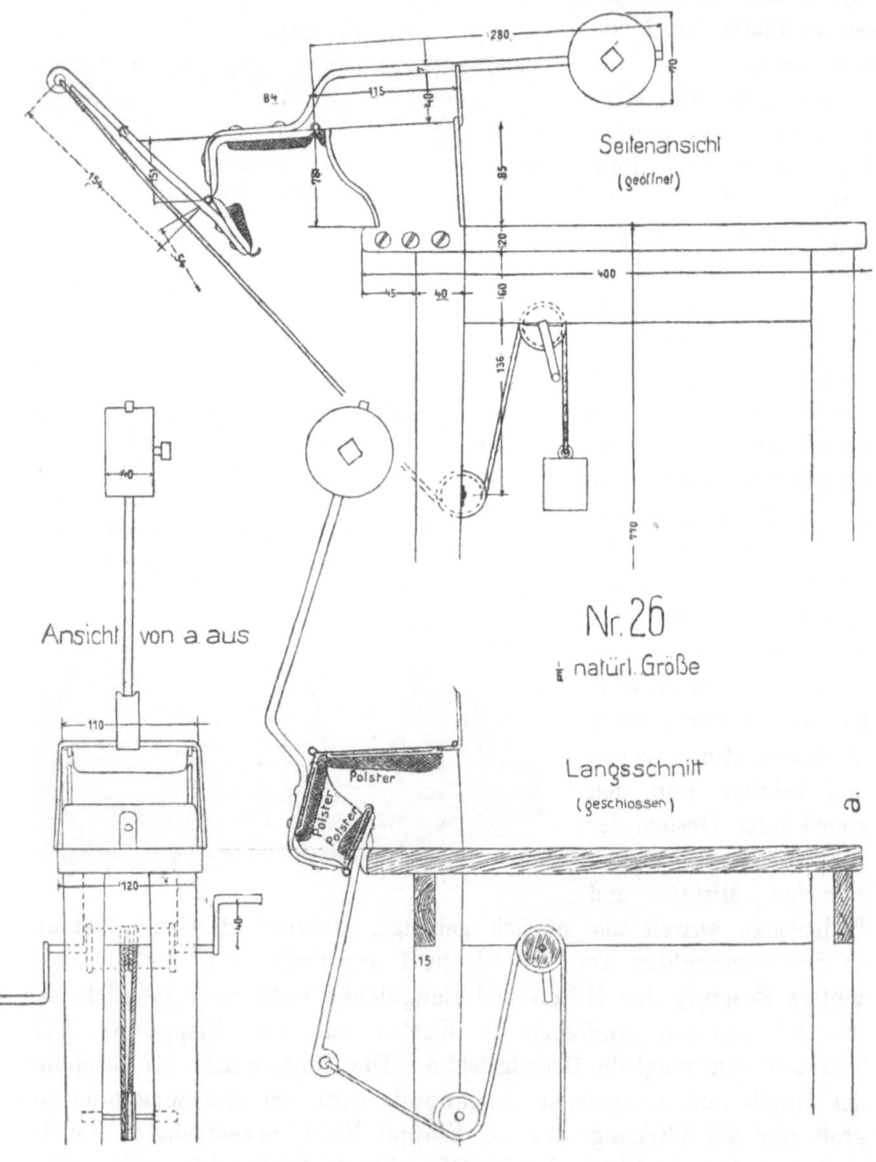

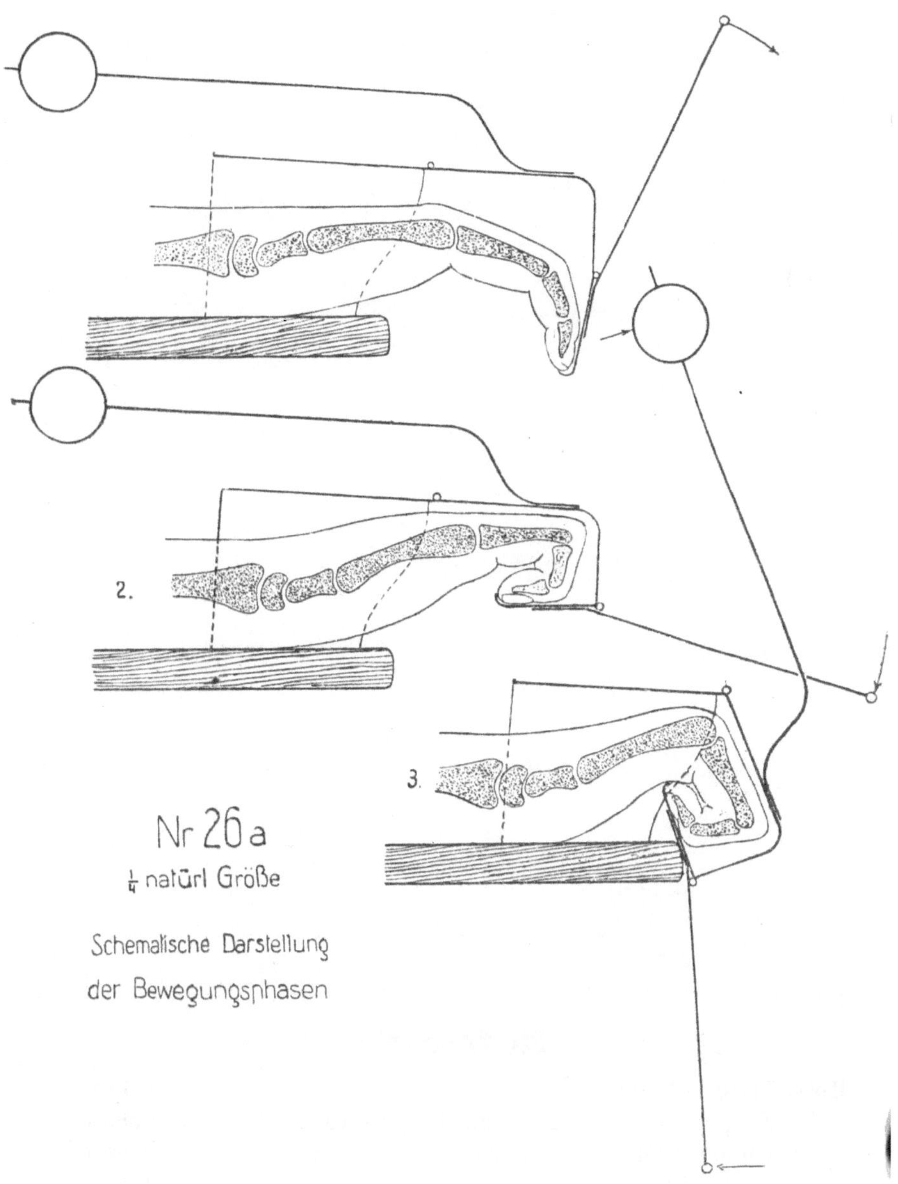
2.
3.
Nr 26 a
¼ natürl Größe
Schematische Darstellung
der Bewegungsphasen

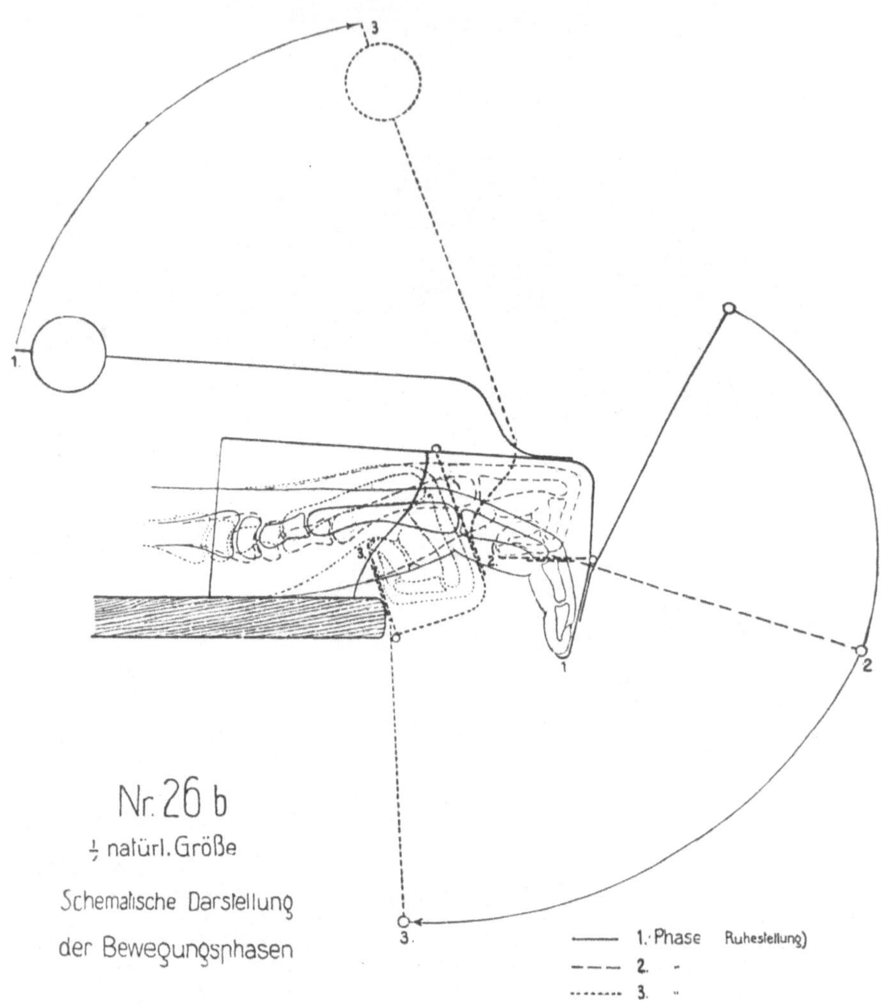

Stoffbedarf.

Holz: Platte 20/120 mm . . . . 0,45 m
Zargen 15/50 „ 2 × 0,35 + 2 × 0,10 . . . . . 0,90 m
Beine 40/40 „ 4 × 0,80 . . . . 3,20 m
Welle, Durchm. 30 mm, 65 mm lang . . . . . . 1 Stück

Eisen: Blech 1 mm stark, 0,35 × 0,15 + 0,20 × 0,15 +
0,10 × 0,15 0,10 qm
Gelenkstifte, Durchm. 3 mm . . . . 2 Stück
Stabeisen 7/7 mm, 0,50 + 0,25 . . . . 0,75 m

Stütze 2/20 mm . . . . 0,10 m
Rolle, Durchm. 30 mm . . . . 1 Stück
Rolle Achse, Durchm. 3 mm 1   „
Rollenachse mit Kurbeln 1   „
Befestigungswinkel 4   „.
Nieten 10   „
Holzschrauben 20   „

Gewicht mit Ring . . . . 1 Stück
   „   „ Feststellschraube 1   „

Seil, Durchm. 3 mm . . . . 1 m
Polster . . . . 3 Stück

Nr. 27.

Daumen-Beugen.

Das Gerät stellt eine Abänderung von Nr. 26 dar. Während dieses für die sämtlichen 4 Finger einer Hand bestimmt ist, beugt Nr. 27 nur den Daumen. Es unterscheidet sich grundsätzlich nur dadurch von Nr. 26, daß die Spitze des Daumens nicht frei in die Rille gelegt,

Nr. 27.   Nr. 29.   Nr. 28.

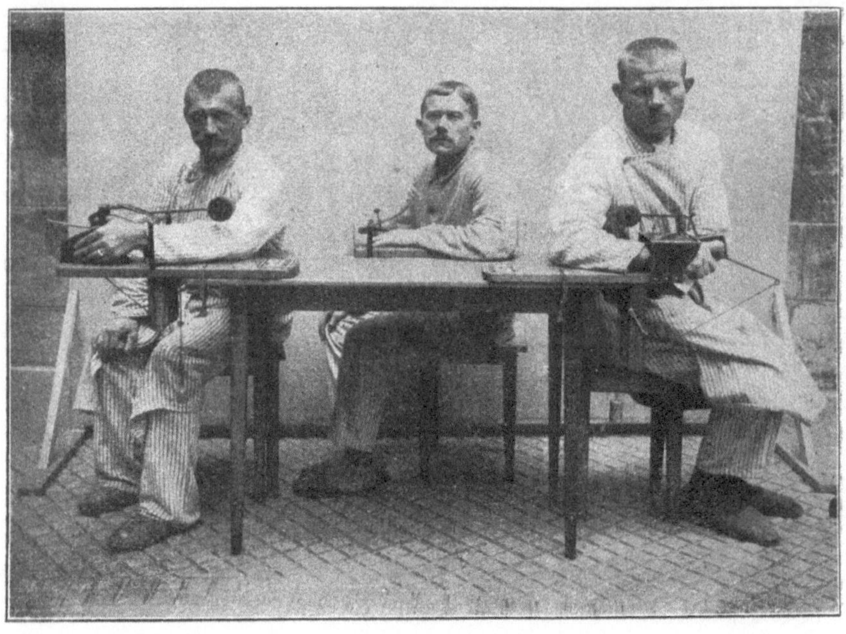

sondern das Endglied durch eine Art Zange gefaßt wird. Das Gerät dient für rechte wie für linke Hand. Die Hand liegt beim Üben nicht flach auf, sondern steht auf der äußeren Kante, dem Kleinfingerballen. Im übrigen kann, was Bau und Wirkungsweise anlangt, auf Nr. 26 verwiesen werden.

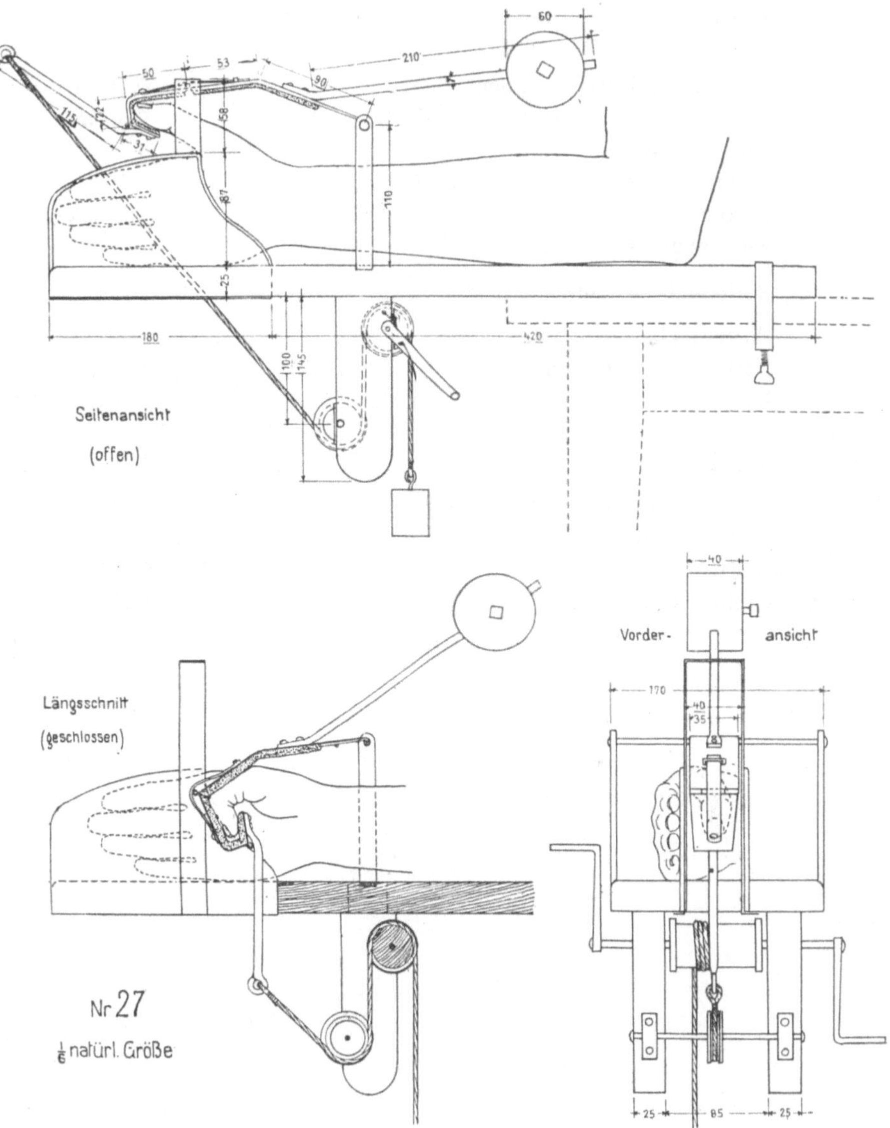

Stoffbedarf.

Holz: Handbrett   25 mm stark, 17 cm breit . . . . . 0,60 m
Rollenhalter 25/40 „   „   20 „ lang . . . . 2 Stück
Rolle, Durchm. 30 „   8 cm lang 1   „

Eisen: Handbleche   1 mm stark . . . . 2 Stück
Bandeisenstütze 1/20 „   . . . . 0,45 m
Daumenblech   1 „ stark mit 2 Gelenkbändern   1 Stück
Feder   . . . . 1 „
Drehachse, Durchm. 3 mm   . . . . 0,20 m
Bügel   4/14 „   . . . . 0,45 m
Antriebsstange   7/7 „   0,20
Gewichthalter   0,25
Nieten . . . . 5 Stück
Federbügel aus Draht . . . . 1 „
Rollenachsen, Durchm. 3 mm,   0,15
                                  0,25
Haltebleche   1/20 „   . . . . 4 „
Rolle,   Durchm. 30 „   . . . . . . 1 „
Kurbeln . . . . 2 „
Schrauben . . . . 20 „
Schraubzwinge . . . . 1 „
Gewichte: Laufgewicht mit Stellschraube . . . . 1 Stück
Gewicht mit Ring . . . . 1 „
Polster aus Filz . . . . 2 „
Schnur, Durchm. 3 mm . . . . 1,20 m

Nr. 28.

Finger-Beugen.

(Einzeln.)

Auch dieses Gerät ist Nr. 26 nachgebildet. Nur ist es nicht für gleichzeitiges Beugen aller Finger, sondern für je einen Finger zur Zeit bestimmt. Die Brücke ist daher als runder Laufsteg ausgebildet, welcher gleichzeitig die Achse bildet, um welche die Bewegung der

Nr. 27.   Nr. 29.   Nr. 28.

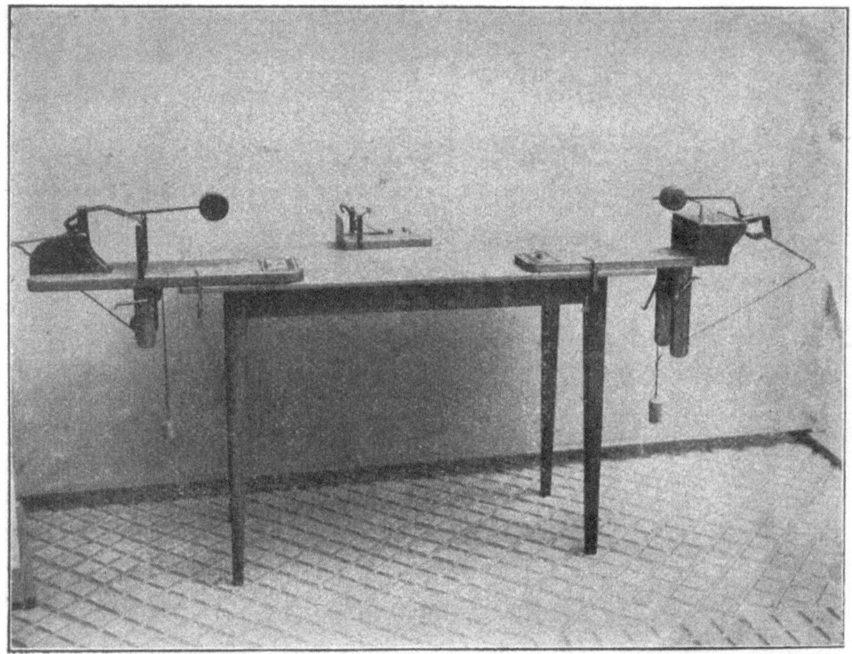

Grundklappe stattfindet. Auf ihm kann der Klappenapparat, welcher nur der Breite eines einzigen Fingers entspricht, seitlich verschoben und also über jedem beliebigen Finger eingestellt werden. Im übrigen sei bezüglich Bau und Wirkungsweise auf Nr. 26 verwiesen.

Stoffbedarf.

Holz:	Handbrett	20 mm, 13 cm breit	0,40 m
	Rollenhalter 15/25 „ 25 „ lang	2 Stück
	Rolle, Durchm. 30 „ 9 „ „	1 „
Eisen:	Blech 1 mm stark	0,10 qm
	Gelenkbänderstifte, Durchm. 3 mm	2 Stück
	Stabeisen 7/7 mm	0,75 m
	Stütze 2/20 „	0,10 m

Rolle, Durchm. 30 mm . . . . 1 Stück
Rollenachse, Durchm. 3 mm mit Kurbeln . . . . 1 „
„ „ 3 „ „ Gewinde und Kurbel 1 „
Nieten . . . . 10 „
Schraubzwinge . . . . 1 „
Holzschrauben . . . . 20 „
Gewichte mit Ring . . . . 1 Stück
„ „ Feststellschraube . . . . 1 „
Schnur . . . . 1 m
Polster . . . . 3 Stück

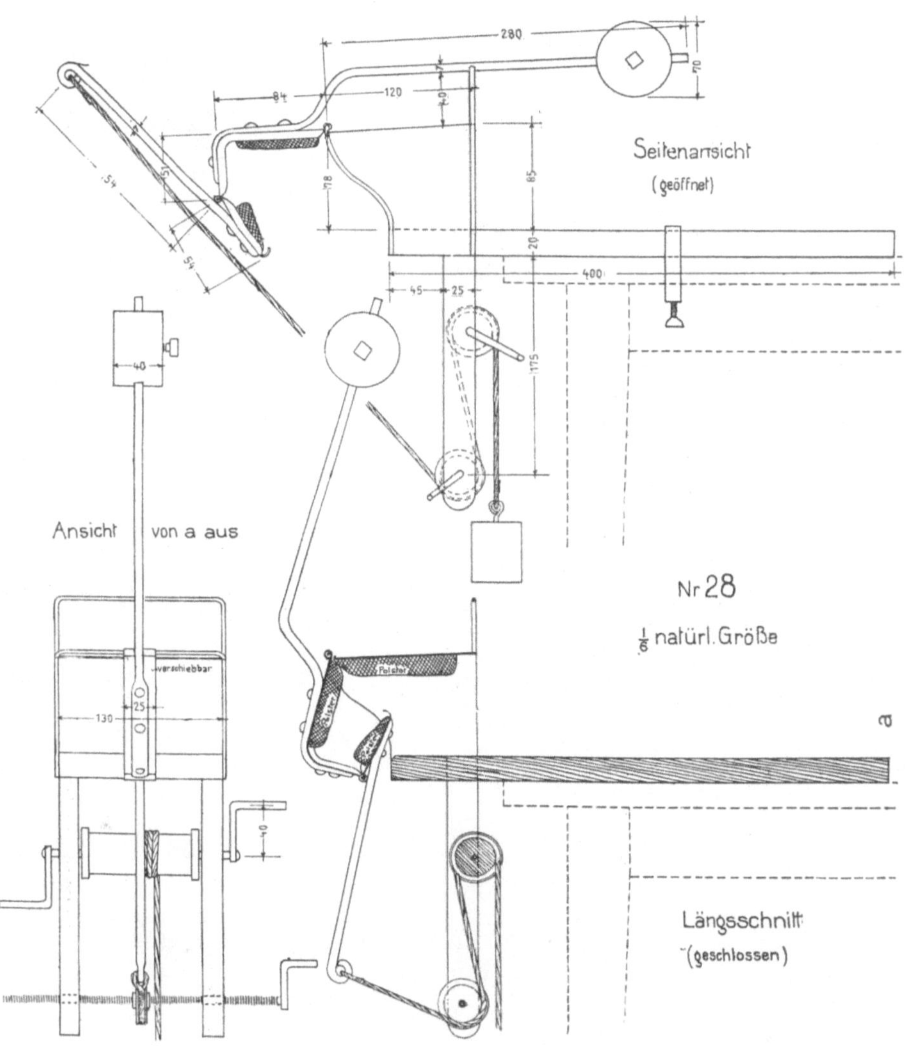

Nr. 29.
Finger-Strecken.

Auch bei diesem für passive Fingerstreckung bestimmten Gerät war der leitende Gedanke, eine Vorrichtung zu schaffen, welche in derselben Weise wirkt, wie dies die redressierende Hand eines Masseurs tun würde. Also zwecks passiver Streckung: Anheben der Fingerspitze unter gleichzeitigem Druck auf das Mittelgelenk.

Erreicht wird dies durch eine kleine S-förmige Eisenschiene, welche in ihrem mittleren Teile an einem als Angelpunkt dienenden Stege aufgehängt ist. Man hat damit eine Art Wippe vor sich. Steigt der eine Hebelarm, so senkt sich der andere, und umgekehrt.

Der eine krumme Schenkel umgreift die Fingerspitze des unter dem Stege liegenden Gliedes von oben. Drückt man nun den anderen, etwas verlängerten S-Schenkel herab, so wird die Fingerspitze gehoben, wobei der Angelpunkt — der Steg — etwas oberhalb des Endgelenkes liegt. Durch passende Krümmung könnte man natürlich erreichen, daß der lange Schenkel gleichzeitig direkt den Druck auf das Mittelgelenk ausübt, während die Fingerspitze gehoben wird. Wir haben, um ein für alle Fälle passendes Gerät zu haben, aber vorgezogen, eine kleine gepolsterte, mittelst einer Schraube verstellbare Klappe dazwischen zu schalten, um die Grenzen des hier wirkenden Druckes beliebig regulieren zu können.

Stoffbedarf.

Holz:	Handbrett 25 mm stark, 13 cm breit	0,50 m
Eisen:	Fingerblech 1 mm stark, mit Gelenkband und Klappe	1 Stück
	Flügelschraube mit Mutter	1 „
	Bügel 4/14 mm	0,35 m
	Achse, Durchm. 3 „	1 Stück
	Schrauben	3 „
Polster:	Filz	1 Stück

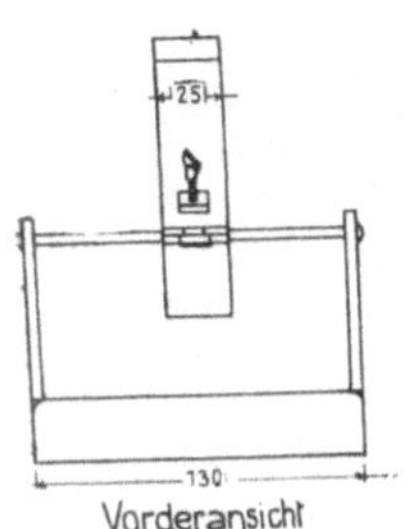

25
130
Vorderansicht
Nr. 29
⅛ natürl. Größe

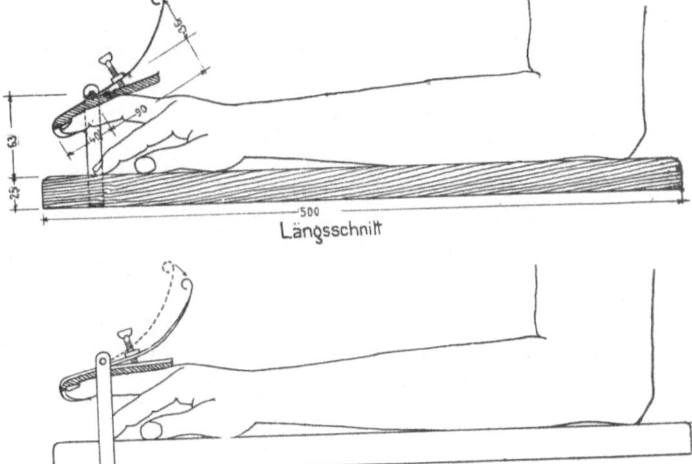

53
63
25
90
40
500
Längsschnitt
Seitenansicht

Nr. 30.

Ruder - Gerät.

Es handelt sich bei dieser Vorrichtung um eine Nachahmung des bekannten Rudergeräts nach Beely, mit unwesentlichen Abweichungen vom ursprünglichen Muster. Als solche sind zu betrachten Der Ersatz des Kastens durch ein passend geformtes Gestell; die feste Verbindung der seitlichen Pendelstangen durch ein Querstück; der Angriff des Kranken in Schlaufen anstatt direkt an der Querstange; die Anordnung des Sitzes, welcher über der Achse nach vorne oder hinten

Nr. 30.

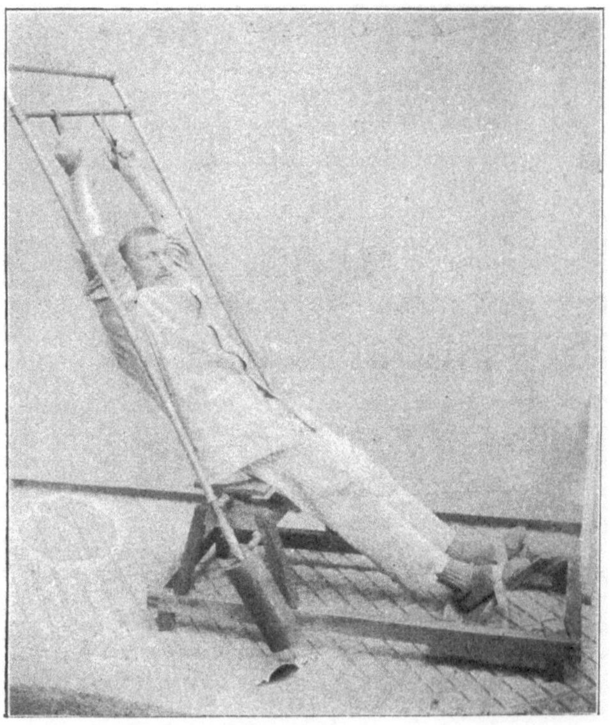

in bestimmten Grenzen kippt, wobei die Pendelachse zugleich als Achse für die Bewegung des Sitzes dient, aber sich nicht in der Längsachse des Gerätes verschiebt. Alles dies sind indessen Änderungen, die lediglich aus praktischen Gründen und in Rücksicht auf unsere besonderen Bedürfnisse vorgenommen wurden, aber keine grundsätzlichen Änderungen bedeuten.

Im allgemeinen kann daher hier bezüglich Bau und Wirkungsweise auf das ursprüngliche Gerät nach Beely verwiesen werden.

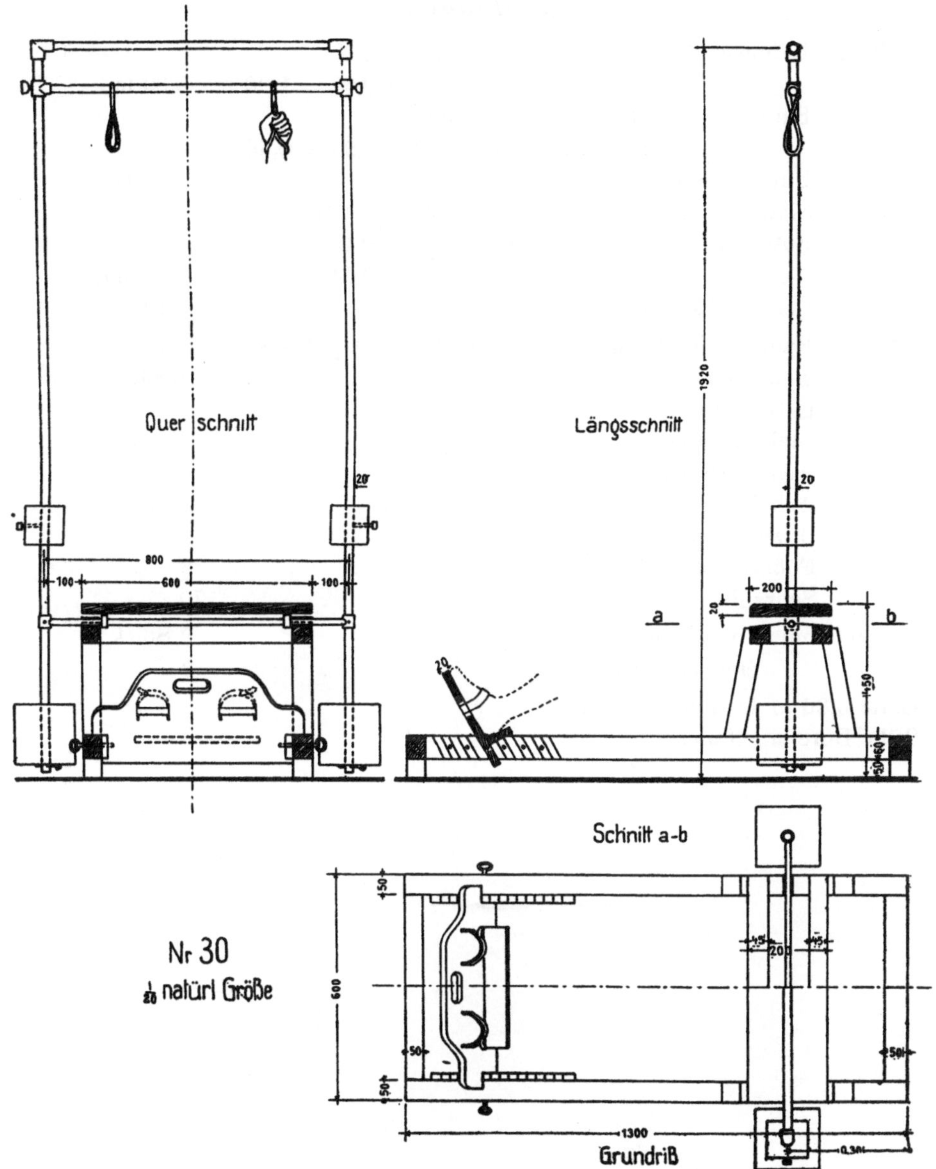

Quer schnitt
Längsschnitt
20
1920
20
200
a
b
20
150
800
100
600
100
Schnitt a-b
50
600
50
50
50
50
20
45
45
50
Nr 30
1/20 natürl Größe
1300
0,30
Grundriß
30 60

Stoffbedarf.

Holz: Rahmen 50/60 mm, 2 × 1,30 = 2,60 m,

2 × 0,60 = 1,20 m   3,80 m

Bank 45/45 mm, 4 × 0,35 = 1,40 m,

2 × 0,65 = 1,30 m, 2 × 0,25 = 0,50 m   3,20 m

Unterlagsklötze . . . . 4 Stück

Sitzbrett 20 mm stark, 0,20 × 0,60 = 0,12 qm

Fußbrett 20 „   0,50 × 0,30 = 0,15 „

0,35 × 0,10 = 0,04 „   0,31 qm

Leisten 15/20 mm, 14 × 0,10 . . . . 1,40 m

Eisen: Rahmen, Rohr, Durchm. 20 mm, 2 × 2,00 + 2 × 0,80   5,60 m

⊥-Stücke . . . . 4 Stück

L-Stücke . . . . 2 „

Stellschrauben . . . . 2 „

Achse, Durchm. 17 mm . . . . 0,80 m

Achslager . . . . 2 Stück

Sitzbrettschellen . . . . 2 „

Fußbrettvorstecker . . . . 2 „

Schrauben . . . . 70 „

Gewichte mit Vorstecker . . . . 2 Stück

„   „ Stellschraube . . . . 2 „

Gurte 0,30 m lang mit Schnalle . . . . 2 Stück

Seile, Durchm. 8 mm . . . . : . 2 „

24. Heft. Kriegschirurgen und Feldärzte in der Zeit von 1848 bis 1868. Von Oberstabsarzt a. D. Dr. Kimmle. 1904. 14 M.

25. Heft. Ueber die Entstehung und Behandlung des Plattfusses im jugendlichen Alter. Von Dr. Schiff. 1904. 2 M.

26. Heft. Ueber plötzliche Todesfälle, mit besonderer Berücksichtigung der militärärztlichen Verhältnisse. Von Oberarzt Dr. Busch. 1904. 2 M. 40 Pf.

27. Heft. Kriegschirurgen und Feldärzte der Neuzeit. Von Oberstabsarzt Prof. Dr. A. Köhler. 1904. 18 M.

28. Heft. Beiträge zur Schutzimpfung gegen Typhus. Bearbeitet in der Medizinal-Abteilung des Königl. Preuss. Kriegsministeriums. Mit 10 Kurven im Text. 1905. 1 M. 60 Pf.

29. Heft. Arbeiten aus den hygienisch-chemischen Untersuchungsstellen. Zusammengestellt in der Medizinal-Abteilung des Königlich Preussischen Kriegsministeriums. I. Teil. 1905. 2 M. 40 Pf.

30. Heft. Ueber die Feststellung regelwidriger Geisteszustände bei Heerespflichtigen und Heeresangehörigen. Beratungsergebnisse aus der Sitzung des Wissenschaftl. Senats bei der Kaiser Wilhelms-Akademie für das militärärztliche Bildungswesen am 17. Februar 1905. Mit 3 Kurventafeln im Anhang. 1905. 1 M.

31. Heft. Die Genickstarre-Epidemie beim Badischen Pionier-Bataillon Nr. 14 (Kehl) im Jahre 1903/1904. Mit einem Grundrisse der Kaserne und zwei Anlagen. 1905. 3 M. 60 Pf.

32. Heft. Zur Kenntnis und Diagnose der angeborenen Farbensinnstörungen. Von Stabsarzt Dr. Collin. 1906. 1 M. 20 Pf.

33. Heft. Der Bacillus pyocyaneus im Ohr. Klinisch-experimenteller Beitrag zur Frage der Pathogenität des Bacillus pyocyaneus. Von Stabsarzt Dr. Otto Voss. Mit 5 Tafeln. 1906. 8 M.

34. Heft. Die Lungentuberkulose in der Armee. Im Anschluss an Heft 14 der Veröffentlichungen bearbeitet von Stabsarzt Dr. Fischer. 1906. 2 M.

35. Heft. Beiträge zur Chirurgie und Kriegschirurgie. Festschrift zum siebzigjährigen Geburtstage Sr. Exz. v. Bergmann gewidmet. Mit dem Porträt Exz. v. Bergmann's, 8 Tafeln und zahlreichen Textfiguren. 1906. 16 M.

36. Heft. Beiträge zur Kenntnis der Verbreitung der venerischen Krankheiten in den europäischen Heeren sowie in der militärpflichtigen Jugend Deutschlands. Von Stabsarzt Dr. H. Schwiening. 1907. Mit 12 Karten und 8 Kurventafeln. 6 M.

37. Heft. Ueber die Anwendung von Heil- und Schutzseris im Heere. Beratungsergebnisse aus der Sitzung des Wissenschaftl. Senats bei der Kaiser Wilhelms-Akademie für das militärärztliche Bildungswesen am 30. November 1907. 1908. 1 M. 20 Pf.

38. Heft. Arbeiten aus den hygienisch-chemischen Untersuchungsstellen. Zusammengestellt in der Medizinal-Abteilung des Königlich Preussischen Kriegsministeriums. II. Teil. 1908. 2 M. 80 Pf.

39. Heft. Ueber das Auftreten von Sarkomen, sowie von Haut-, Gelenk- und Knochentuberkulose an verletzten Körperstellen bei Heeresangehörigen. Von Oberstabsarzt Dr. Eichel. 1908. 80 Pf.

40. Heft. Ueber die Körperbeschaffenheit der zum einjährig-freiwilligen Dienst berechtigten Wehrpflichtigen Deutschlands. Auf Grund amtlichen Materials unter Mitwirkung von Oberstabsarzt Dr. Nicolai bearbeitet von Stabsarzt Dr. Heinrich Schwiening. 1909. 5 M.

41. Heft. Arbeiten aus den hygienisch-chemischen Untersuchungsstellen. Zusammengestellt in der Medizinal-Abteilung des Königlich Preussischen Kriegsministeriums. III. Teil. 1909. 2 M. 40 Pf.

42. Heft. Die altrömischen Militärärzte. Von Stabsarzt Dr. Haberling. Mit 1 Titelbilde und 16 Textfiguren. 1910. 2 M. 80 Pf.

43. Heft. Die Hagenauer Ruhrepidemie des Sommers 1908. Bearbeitet in der Medizinal-Abteilung des Kgl. Preuss. Kriegsministeriums. Mit 3 Tafeln u. 8 Abb. im Text. 1910. 2 M. 80 Pf.

44. Heft. Berichte über die Wirksamkeit des Alkohols bei der Händedesinfektion. Zusammengestellt in der Medizinal-Abteilung des Königlich Preussischen Kriegsministeriums. Mit 8 Textfiguren. 1910. 2 M. 40 Pf.

45. Heft. Arbeiten aus den hygienisch-chemischen Untersuchungsstellen. Zusammengestellt in der Medizinal-Abteilung des Königlich Preussischen Kriegsministeriums. IV. Teil 1911. 3 M.

46. Heft. Beiträge zur Lehre von der sog. „Weil'schen Krankheit". Klinische und ätiologische Studien an der Hand einer Epidemie in dem Standort Hildesheim während des Sommers 1910. Von Generalarzt Dr. Hecker und Stabsarzt Prof. Dr. Otto. Mit 10 Tafeln, 1 Skizze und 15 Kurven im Text. 1911. 8 M.

47. Heft. Das Königliche Hauptsanitätsdepot in Berlin. Mit 3 Tafeln und 24 Abbildungen im Text. 1911. 2 M.